Danza del vientre

para estar en forma

Programa creado por la mayor experta
internacional para conseguir en 8 semanas:

Quemar grasa.

Tonificar abdominales, _abdomen = Unterleib_

Hüfte
caderas, muslos y brazos. _Arm el brazo_
la cadera

Liberar el estrés.

Mejorar la flexibilidad y la postura. _Haltung_

Potenciar la creatividad y feminidad.

Tamalyn Dallal

y Richard Harris

Fotografías de Denise Marino

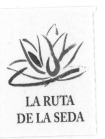

LA RUTA
DE LA SEDA

TUTOR

Editor: Jesús Domingo
Coordinación editorial: Paloma González
Revisión técnica: Nigma
Traducción: Ana M.ª Aznar

Publicado originalmente en EE.UU. por Ulysses Press con el título: Belly Dancing for Fitness

© 2004 by Tamalyn Dallal
© 2007 de la versión española by
Ediciones Tutor, S.A.
Marqués de Urquijo, 34. 28008 Madrid
Tel.: 91 559 98 32
Fax: 91 541 02 35
E-mail: info@edicionestutor.com
www.edicionestutor.com

ISBN 13: 978-84-7902-602-8
ISBN 10: 84-7902-602-2
Depósito legal: M-4734-2007
Impreso en Top Printer Plus, S. L. L.
Impreso en España – Printed in Spain

Nota: Este libro se ha escrito y publicado únicamente con fines informativos y en
modo alguno se utilizará como sustituto de consulta a profesionales sanitarios.
El material educativo contenido en el libro no debe considerarse como práctica
médica ni sustituirá a la consulta con un médico u otro profesional de la medicina.
La autora y el editor ofrecen una información para que el lector adquiera unos
conocimientos y pueda elegir, bajo su responsabilidad, actuar según esos
conocimientos. La autora y el editor aconsejan vivamente al lector que conozca su
estado de salud y consulte con profesionales de la medicina antes de iniciar
cualquier programa que puede afectar a la salud.

Índice de materias

Prólogo

Tengo el placer de presentarles el libro de una gran bailarina y maestra de Danza Oriental actual, Tamalyn Dallal, una estadounidense que ha aprendido y difundido su arte más allá de las fronteras de su país. Fui la organizadora de su primera visita didáctica y artística en España en abril y mayo de 2006 con motivo de la celebración del Día Internacional de la Danza. En aquella ocasión, una de mis colaboraciones con Kaeshi de Bellyqueen se transformaba en una gira de espectáculos y talleres de Danza Oriental por Madrid, Málaga y Palma de Mallorca, y al considerar a quién nos gustaría incluir en ella, enseguida pensamos en Tamalyn Dallal (www.tamalyndallal.com).

Varios eran los motivos. Primero porque había bailado y enseñado la Danza del Vientre desde 1976 en veintisiete países y fue ganadora de los títulos de "Miss América" y "Miss Mundo" en el Festival Internacional de Danza Oriental de San Francisco, además como reconocimiento a su trayectoria llegó a ser una de las primeras estrellas integradas en "Bellydance Superstars" (la primera compañía profesional de Danza Oriental que reúne las mejores bailarinas de EE.UU. y realiza representaciones en todo el mundo). Segundo, y fundamental porque llama la atención el hecho de que a través de su premiada escuela de Danza Oriental "Mid Eastern Dance Exchange" (Miami Beach, Florida) formó a las mejores bailarinas y profesoras del mundo. De hecho, muchas bailarinas brasileñas dicen que deben su estilo dulce, delicado y elegante a las enseñanzas que trasmitió Tamalyn hace muchos años a una de las profesoras brasileñas. Ésta las siguió trasmitiendo a sus compatriotas con gran repercusión en la Danza Oriental de Brasil. Muchas de las discípulas de Tamalyn en EE.UU., como Amar Gamal, Hanan, Shahar, Samay y Bozenka (la coreógrafa de Shakira) se transformaron en bailarinas profesionales y han obtenido reconocimiento internacional convirtiéndose en la nueva generación de Bellydance Superstars y ganadoras del Festival Ahlan Wa Sahlan de Raqia Hassan en El Cairo. Es evidente que estos hechos no son accidentales y hablan de la gran experiencia y talento pedagógico de Tamalyn.

Su carisma, afabilidad y humildad parecen dejar huella en todos con quienes haya tratado, y algunas de sus discípulas no han dudado en compartir sus recuerdos y testimonios:

«Respecto a Tamalyn Dallal, me es difícil escribir sólo una frase, ya que siento la necesidad de decir tantas cosas. Tamalyn era mi primera maestra de Danza del Vientre cuando yo tenía apenas trece años. De ella aprendí una técnica pulida y sólida que ha desempeñado el papel principal en mi éxito como bailarina.

Ella siempre ha tenido una forma muy especial de analizar y enseñar el movimiento de modo que todo el mundo pudiera entenderlo. Hay algo en su técnica y el método de enseñanza que realmente transforma a las mujeres en bailarinas, lo cual —creo— en gran parte consiste en su habilidad de motivar a las alumnas a traspasar constantemente sus límites, mientras se centran en comprender los movimientos y perfeccionarlos al máximo.»

AMAR GAMAL
www.bellyqueen.com
www.bellydancesuperstars.com

«Tamalyn Dallal, más que una bailarina, es una visionaria. El gran regalo que otorga a sus alumnas va más allá de la técnica perfeccionista y musicalidad: ella inspira originalidad. Siendo una mentora desinteresada y entregada, Tamalyn reta a todas sus alumnas a encontrar su propia voz y su propio sentido en la danza.

Los años junto a Dallal me aportaron la estructura y las herramientas para forjar mi propia trayectoria profesional, no sólo como bailarina sino también como activista y artista global. Ella me enseñó la importancia de la comunidad y de compartir mi talento con los demás. Aparte de esta danza, ella me dio además un lenguaje con que conocerme a mi misma y sanarme, a mí y al mundo.»

TIFFANY «HANAN» MADERA,
Directora de "Hanan Arts Cooperative"
www.hanan4peace.com

«Tamalyn Dallal es la mejor maestra que una alumna pueda tener, muy dedicada, paciente, disciplinada y metódica. Cualquiera que se deje guiar por ella, aprenderá de forma auténtica y correcta el dominio del arte de la Danza del Vientre.

Me siento muy afortunada por haber podido aprender de ella y trasmitir el conocimiento recibido a mis alumnas. Aparte de excelente maestra, es la máxima inspiración como bailarina. Quien haya tenido la suerte de verla bailar estará de acuerdo conmigo. Sus representaciones son siempre impecables e impresionantes, tan glamorosas, elegantes y serenas. Su hermoso y deslumbrante vestuario, a menudo creado por ella misma, concuerda con su estilo exquisito y único. No se pierde ni un detalle en su aspecto de los pies a la cabeza, al salir al escenario Tamalyn resplandece y brilla como una piedra preciosa.

Admiro a Tamalyn no sólo por ser una artista excelente, sino también por su amabilidad, devoción y respeto que trasmite como amiga. Siempre dispuesta a ayudarme, al igual que a mi familia y a los numerosos desconocidos que se benefician de su bondadosa y humilde naturaleza. La quiero muchísimo y con todo mi corazón, y deseo que le lleguen todas las cosas grandiosas y maravillosas que se merece!»

GINNETTE "SHAHAR" PERERA
www.shahar.us

La gran experiencia y éxito de Tamalyn se deben, desde luego, a una interesante combinación del talento e inagotable creatividad, la mente curiosa y la humildad. Es una viajera, escritora e investigadora incansable de la danza y del folclore oriental. En su afán de compartir el conocimiento, ha escrito dos libros, este *Danza del Vientre para estar en forma y They Told Me I Couldn't (Me dijeron que no podía)*, sin traducir al castellano. Actualmente, escribe el tercero, titulado *40 Days And 1001 Nights, (40 Días y 1001 Noches)*, simultáneamente rueda un documental del mismo nombre sobre la influencia de la diversidad e idiosincrasia cultural en los países musulmanes en el carácter y estilo de sus danzas. Retratará la diversidad de las danzas de 5 países musulmanes, las experiencias y el aprendizaje de Tamalyn Dallal durante sus estancias de 40 días en cada una de estas comunidades.

El objetivo de este libro es la iniciación de las mujeres en el milenario arte de la Danza Oriental. Lo encontrarán útil y valioso, tanto las que no tienen profesoras en su ciudad y necesitan recurrir a las fuentes alternativas para tener su primera toma de contacto con esta forma de arte y ejercicio beneficioso para todos los sentidos de su cuerpo y mente, como las que ya van a clase regularmente y por su gran interés desean profundizar y contrastar sus primeros conocimientos con la técnica y el estilo de una bailarina y maestra aclamada mundialmente.

Tengan la mente abierta, ya que en una danza practicada desde hace tantos milenios, con tradición hasta hace poco exclusivamente oral y a veces clandestina, en extensiones geográficas tan amplias con influencias muy diversas, sigue siendo un arte "sin escuela", es decir no existe una sola técnica ni nomenclatura unificada, ya que el rasgo más representativo, sorprendente y distintivo de la Danza Oriental es el fenómeno de "estilos individuales". Cada mujer encuentra su propio estilo de bailar la Danza del Vientre como una forma de expresar su propia individualidad, al igual que un estado de mente y emociones único para el momento en que desarrolla su danza, y así la convierte en el arte y la magia. La escasa terminología no es homogénea, así que aprenderéis de vuestras profesoras muchos movimientos bajo otros nombres o, viceversa, los mismos nombres aplicados a unos movimientos y pasos distintos, según la personalidad y creatividad de quien os enseña.

Recuerden que la misma autora del libro les advierte que un libro nunca puede sustituir plenamente a una profesora y sus clases. Yo, igualmente, les recomiendo que beban de muchas fuentes y estudien con muchas bailarinas, y en cuanto tengan la oportunidad durante las próximas visitas de Tamalyn a España, no desaprovechen el momento mágico y único de poder aprender de ella directamente, ya que es una maestra carismática y excepcional.

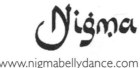

www.nigmabellydance.com

www.el-oasis.org

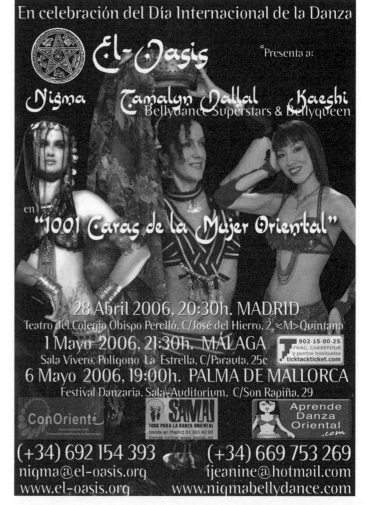

Poster
Cartel de la visita a España de Tamalyn Dallal.

Antes de empezar

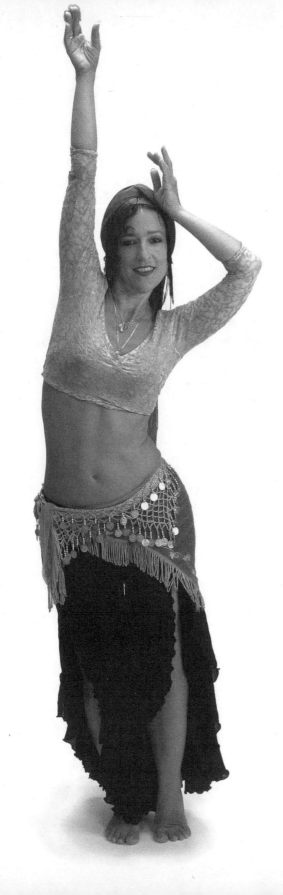

Introducción

Bienvenidos a mi libro; y a mi mundo. Quiero compartir con todas las interesadas los principios básicos de la Danza del Vientre, una forma de arte que te hará quemar grasas y poner en forma abdominales, caderas, glúteos, muslos y brazos con la misma eficacia con que lo lograría cualquier tabla convencional de ejercicios aeróbicos o cualquier máquina de gimnasia que se anuncie en televisión. La Danza del Vientre también realza la feminidad y la belleza interior al añadir una nueva dimensión de creatividad artística y de espontaneidad a la rutina diaria.

La Danza del Vientre puede también abrir una puerta a un mundo más amplio que es emocionante, exótico y —desde luego— mágico. No me refiero a trucos, ni tampoco a genios de lámparas maravillosas. La Danza del Vientre es ese tipo de magia real en la vida que puede transformar tu modo de ver el mundo y el modo en que el mundo te ve a ti.

Me permitiré empezar por contar lo que ha hecho por mí. La danza empezó a seducirme cuando estaba en secundaria. En las fiestas, cuando todo el mundo hacía cola para entrar en las salas donde hacía furor el rock-and-roll, yo me iba a las salas más escondidas, con las estudiantes extranjeras. Su música me parecía contagiosa, y los movimientos que la expresaban me resultaban todo un reto. En cierta ocasión me llamaron tanto la atención que luego me pasé meses practicando círculos de cadera y shimmies de hombros. Lo siguiente fue prepararme para convertirme en una auténtica bailarina del vientre.

Me sentí especialmente atraída por la Danza Oriental debido a sus trajes. Mis padres me cuentan que ya desde los tres años estaba yo obsesionada con la ropa. A los nueve años me diseñaba mi propia ropa. La Danza del Vientre me brindaba la oportunidad de adornarme con flecos, lentejuelas, tintineantes monedas de oro y brazaletes, de dar vueltas con largos velos de seda, de vestirme con ropas elegantes que nadie se atrevería a llevar por la calle; por lo menos no en Seattle.

Al cabo de un año de practicar los mismos movimientos de baile que tú aprenderás en este libro, pasé un verano trabajando de camarera en un restaurante árabe. Aunque era demasiado joven para poder entrar en el piso superior donde había actuaciones de Danza del Vientre, sí podía ver a hurtadillas a las más famosas bailarinas, con nombres como Dahlena y Badawia, que honraban el escenario con sus bailes, y oír por primera vez una banda árabe completa. El propietario pensó que yo tenía posibilidades, o al menos un enorme entusiasmo, y me puso un nombre artístico: Dalal, que, según me dijo, significaba "consentida". Creí que era un apelativo poco amable, pero, cada vez que mencionaba mi nuevo nombre a una persona de lengua árabe, sonreía cariñosamente, recordando a una hermana o a una prima con ese apodo. Una traducción más favorable, según supe posteriormenet, podría ser "mimada". Luego cambié la ortografía por Dallal, que terminaría por adoptar como apellido. Es un nombre que nunca he abandonado y que me ha traído mucha suerte.

Desde que empecé a recibir clases de baile, soñaba con visitar lugares exóticos. Durante varios años pasé de una universidad a otra estudiando farsi, árabe, francés, cingalés, ruso y japonés. Un proyecto en el VISTA (Voluntarios de Servicio en América) me llevó a Miami, donde trabajé con refugiados cubanos y descubrí mi patria espiritual; una ciudad multicultural a la que daban vida la música y las lenguas extranjeras y unos hombres románticos de ojos oscuros. Allí me encontré sellando vales de comida en una oficina ensombrecida por la burocracia; hasta el día en que una amiga, cantante de ópera, me animó: "Tami, tu vida está en el escenario".

"Pero si estoy ahorrando para viajar", dije.

"Los artistas viajan más que los oficinistas. Tienes que pensar seriamente en bailar a nivel profesional. Escucha, yo he viajado por todo el mundo. ¿Cómo crees que me lo he pagado?"

"¿Cómo?"

"Mi voz me compraba los billetes", contestó.

Aunque yo no sabía cantar, sus palabras calaron en mi alma. Antes de lo que cabía esperar, justo después de ver la película *Romancing the Stone*, estaba en un avión rumbo a Bogotá, Colombia. Me llevé un sable, cuatro trajes de escena y veinte dólares, y durante un año recorrí Sudamérica bailando.

De esto hace ¡ya! 21 asombrosos años. Desde entonces mi carrera de bailarina me ha llevado por más de 30 países de los cinco continentes. Me han coronado Miss América de la Danza del vientre y Miss Mundo de la Danza del vientre, al igual que

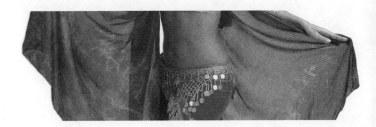

lo han hecho con dos de mis discípulas. También fui una de las "Bellydance Superstars" originales de Ark 21 Records. He montado un estudio de danza en South Beach, además de una compañía de Danza Oriental y una tienda de ropa de danza. He bailado ante Robert de Niro, Sean Connery y Madonna, entre otros personajes conocidos. He producido vídeos, actuaciones en directo y una serie de televisión sobre Danza del Vientre. Sigo trabajando como profesora, bailarina, coreógrafa y productora en muchos lugares del mundo y pretendo seguir así durante muchos más años. Pero, sobre todo, he vivido esas aventuras que la mayoría de las mujeres sólo pueden soñar. ¡Y pensar que todo empezó con unos círculos de cadera y shimmy de hombros!

Sigue leyendo y te mostraré cómo…

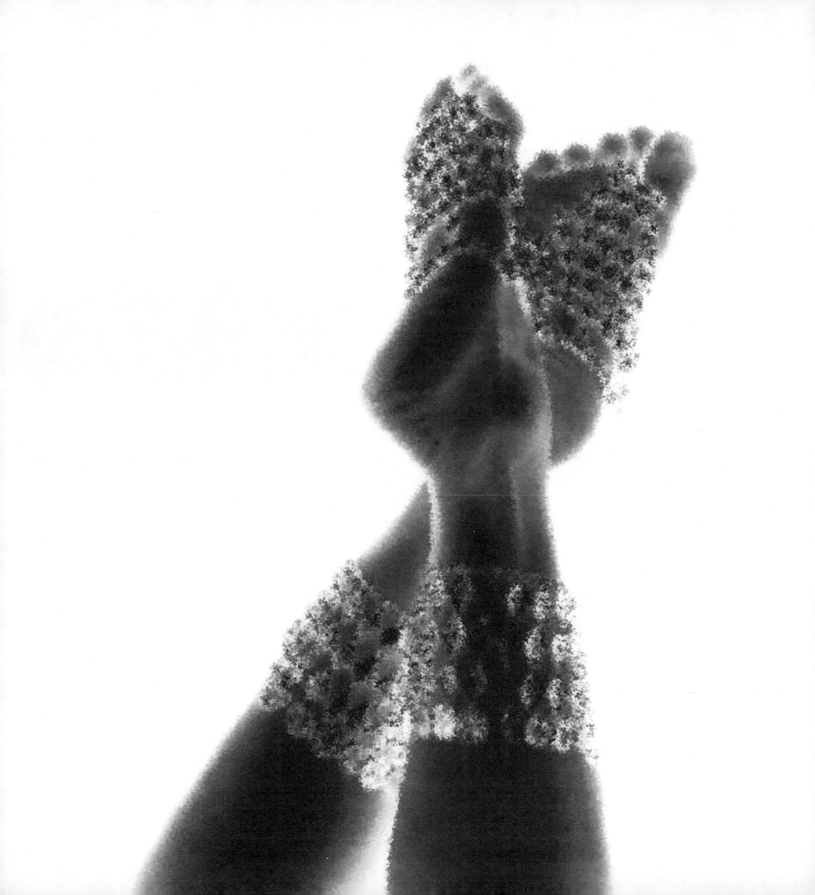

Cómo se utiliza el libro

Este libro presenta un programa de ejercicios diarios de Danza del Vientre fácil de seguir. Si sigue el programa durante ocho semanas, experimentará una espectacular transformación que se traduce en un gran bienestar físico, mental y espiritual.

En estas páginas se enseñan los movimientos básicos de la Danza del Vientre, junto con instrucciones completas para que cada una pueda realizarlos sola. Pero no hay que caer en el error de creer que los ejercicios de la Danza del Vientre son como otros métodos más monótonos de ponerse en forma, como el aeróbic. La esencia de la Danza del Vientre reside en combinar los movimientos básicos convirtiéndolos en bailes espontáneos y creativos. Este libro sugiere algunas combinaciones como ejemplo, pero cuando se domina la base, cada una puede (y debe) dejar volar su imaginación. La forma física mejora extraordinariamente sin necesidad de repetir dos veces la misma rutina.

Debo insistir en la conveniencia de encontrar una profesora y apuntarse a clases de Danza del Vientre. Te ayudará muchísimo a aprender correctamente los movimientos básicos. Posteriormente, el libro te puede servir de guía para las prácticas diarias entre clase y clase. Pero aunque este libro sea tu única fuente de información —digamos que vives en un lugar donde no hay profesora de Danza Oriental como, por ejemplo, un pueblo de Alaska— aprende los movimientos y practícalos, combinándolos para crear rutinas de Danza del Vientre propias, y disfrutar al tiempo que mejoras tu forma física.

Además de aprender movimientos, vas a adquirir conocimientos y una nueva percepción incrementará tu interés por la Danza del Vientre, como consejos sobre trajes y actuaciones, un poco sobre la rica historia de la Danza del Vientre y nociones sobre música de Oriente Medio. También se ofrece una lista de materiales como vídeos de enseñanza, publicaciones y páginas web.

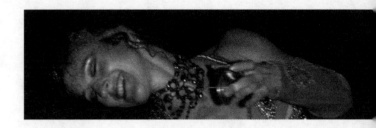

El mundo no necesita más cantantes que susurren, ni más zapatos de cuero ni nuevos sabores de patatas fritas, pero sí necesita más danzarinas del vientre.

Un pasajero de avión
llamado John

¿Es adecuada para ti la Danza del Vientre?

No se sabe hasta que se prueba. Es un baile para mujeres de cualquier edad. Algunas empiezan de niñas, otras de adultas o a edad avanzada. No hay límite de edad, ni tipo corporal específico. Hay bailarinas altas y bajas, gruesas y delgadas. Son tantos los movimientos y las formas de expresión que todas ellas pueden tener cabida.

La Danza del Vientre supone aceptar tu propio físico. Si una mujer tiene formas redondeadas y mórbidas, ¿por qué va a desperdiciar su maravillosa fuerza vital tratando de tener glúteos de acero? Valora que tienes con qué hacer el shimmy, y disfrutar de ello.

Utiliza tu idiosincrasia y no trates de ser como las modelos, las atletas o incluso las bailarinas egipcias profesionales. Sé tú misma. Acéptate, encuentra la belleza en tu individualidad y sácala partido.

¿Pueden bailar la Danza del Vientre los hombres?

Los movimientos en la Danza del Vientre son claramente femeninos. En Oriente Medio muchos hombres han llegado a ser excelentes profesores y coreógrafos, pero rara vez bailan en público.

A lo largo de los tiempos, ha habido hombres jóvenes que bailaban profesionalmente en cafés, disfrazados y ataviados como mujeres, porque no se permitía a las mujeres actuar en público. Esta costumbre todavía persiste en Marruecos, donde algunos hombres bailan con las ropas femeninas de *shikhat* (animadora).

En Estados Unidos y Europa, algunos hombres se han sentido atraídos por este baile, y han creado su propio estilo de vestir y de moverse, llegando a ser bailarines de la Danza del Vientre, únicos en su categoría.

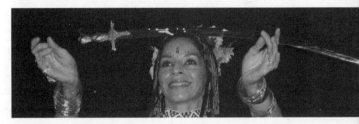

No hay razón para que la Danza del Vientre, una de las excepcionales manifestaciones artísticas creadas y concebidas por mujeres, no pueda abarcar también a los hombres.

Beneficios para la salud y la forma física

La Danza del Vientre es una de las formas de ejercicio más antiguas. Es un baile y una disciplina creada por y para las mujeres, que ha ido evolucionando a través de los tiempos para tonificar el cuerpo femenino de dentro afuera.

Beneficios cardiovasculares y musculares

Los movimientos rápidos, en especial el shimmy de caderas y hombros, favorecen el sistema cardiovascular y hacen sudar. Todo el cuerpo se fortalece al realizar ejercicios con una cadera, cargando el peso del cuerpo sobre una pierna. Levantar los brazos en los "Brazos de serpiente" los fortalece, y muchos de los movimientos de torso proporcionan flexibilidad y fuerza al estómago.

Uno de los beneficios primordiales para la salud es que la Danza del Vientre, si se realiza en la postura adecuada, estira y relaja la tensión de la espalda y fortalece sus músculos, por lo que quien aprenda y practique con regularidad este baile será menos propenso a padecer problemas de espalda. Algunas alumnas se quejan de dolor de espalda al practicar en casa, y, cuando compruebo su postura, observo que suelen adelantar demasiado las caderas y echar para atrás el torso, o al contrario. Arquean las caderas hacia atrás cuando, por ejemplo, hay que meter el estómago y mantener la espalda recta, sacando el pecho (ver "Importancia de la postura", página 36).

Alumnas con artritis en las manos o en los hombros me han comentado que los suaves movimientos circulares de la Danza del Vientre aliviaron la rigidez y el dolor de las articulaciones. Para quienes tengan dificultades en seguir un programa de aeróbic, de calistenia, o de footing, comprobarán que la Danza del Vientre es el método ideal para mejorar la forma física. En primer lugar, es de bajo impacto, es decir que no provoca sacudidas o golpes en el cuerpo ni produce dolores articulares, lo que suele desanimar a los que se inician en otro tipo de ejercicios. En segundo lugar, realza la creatividad y la espontaneidad, no es una mera repetición aburrida, por lo que cualquiera que tenga el alma de artista puede que olvide que está realizando un ejercicio y simplemente se dejará llevar por el placer de la danza.

Relajación y reducción del estrés

La Danza del Vientre relaja tanto la mente como el cuerpo porque requiere relajación y concentración, como una meditación en movimiento. Concentrarse en la relajación y aislamiento de ciertas partes individuales del cuerpo, mientras se sumerge una en la hipnótica música de Oriente Medio, ofrece beneficios tanto para la mente como para el cuerpo que –junto con los aspectos espirituales de nuestro ser– tan unidos están.

Muchos trastornos relacionados con el estrés pueden mejorar con el baile. Una de mis alumnas, que llevaba años padeciendo jaquecas, me dijo que cada vez que le asalta una jaqueca se pone música oriental para practicar y eso la alivia muchísimo. Mi experiencia personal me ha enseñado que cuando me siento agobiada o disgustada, imparto o tomo una clase de Danza del Vientre o al menos practico durante media hora (con música) y la dimensión de mis problemas parece encogerse hasta llegar a ser manejables para cuando me tomo un descanso.

Masaje interno

Se suele decir que la Danza del Vientre se originó como preparación al parto. En los últimos dos milenios aproximadamente, la Danza del Vientre ha evolucionado mucho tanto en términos artísticos como en la aptitud y la forma física de las bailarinas. En cualquier caso, es innegable que beneficia a las mujeres porque masajea los órganos internos. Algunas alumnas afirman que mejoran sus dolores menstruales cuando bailan. Muchas proclaman que la práctica de este baile, durante al menos un año antes de quedar embarazadas, preparó sus músculos para facilitar el parto. Naturalmente, para conseguir esos beneficios, hay que utilizar el vientre al bailar (ver "Arqueo/Contracción", páginas 48, 49).

Control de peso y conformidad con el cuerpo

Recomiendo especialmente la Danza del Vientre a las mujeres y adolescentes que padezcan algún trastorno alimenticio. Puedo atestiguar que hace años me ayudó a superar totalmente la anorexia. Por otra parte, la Danza del Vientre es eficaz para controlar el peso, no solamente porque quema calorías sino también porque eleva el metabolismo evitando que se vuelva a instalar la grasa. A muchas les ha ayudado a recuperar la figura después de dar a luz.

Sin embargo, si se emprende este baile para perder peso, es posible que se descubra que en realidad el problema no era el sobrepeso sino la imagen que se tenía de una misma. Digan lo que digan los medios, la belleza no depende de la clase de físico sino de la coincidencia de tu propia feminidad, lo que se refleja en la postura, en la gracia, en el lenguaje corporal, en las expresiones del rostro y en el aspecto saludable. Basta con preguntar a los hombres (y si alguno dice que la belleza depende de la figura, quizá haya llegado el momento de echar el ojo a otro hombre).

Como la Danza del Vientre es apta para todos los tipos corporales, alivia parte de la presión impuesta a la mujer occidental desde las revistas de moda. En una clase de Danza de Vientre, la modelo con más glamour puede bailar junto a una voluptuosa matrona de mediana edad; y si la modelo es torpe o rígida y la Señora Voluptuosa sabe moverse con gracia y fluidez, es fácil adivinar quién va a atraer todas las miradas. El movimiento habla y se sobrepone a los valores superficiales a los que nos someten la publicidad y el bombardeo de los medios de comunicación.

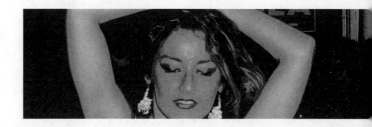

He visto a muchas mujeres cambiar y embellecerse al iniciarse en la Danza del Vientre. Se vuelven más seguras, mejoran su postura y se mueven con garbo, brillan con luz propia. El ejercicio de la Danza del Vientre nos estira, nos hace sudar y sonreír al mismo tiempo y de ese modo mejora el tono muscular y cutáneo. Anima también a las mujeres a reconocer, expresar y celebrar su feminidad, lo que a su vez las lleva a elegir mejor su ropa o incluso a enseñar la cintura que ahora les parece hermosa y natural; no algo de qué avergonzarse o disimular a fuerza de carísimas liposucciones y de dietas.

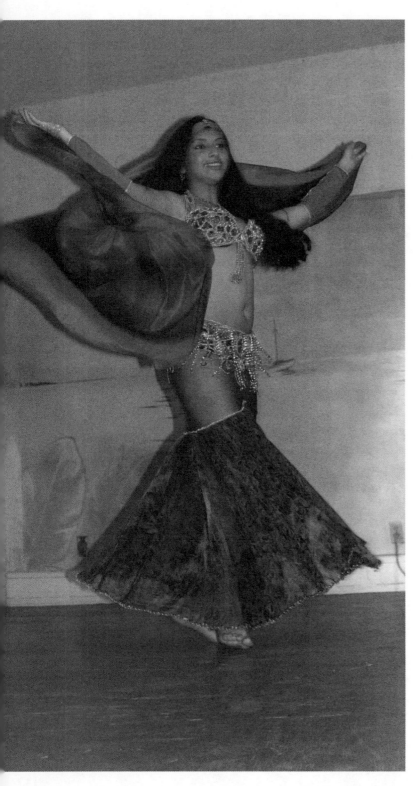

Preparación

Ropa para practicar

Cuando se baila, lo primordial es la comodidad: la ropa tiene que ser elástica y no apretar. Algunas quieren venir a clase con vaqueros o ropa de calle, pero esas prendas no dejan libertad de movimientos.

En una tienda de artículos de danza se puede comprar una **malla** (si no se quiere enseñar el estómago) o un top corto elástico como un **sujetador de deporte o un top de gimnasia** que deje la cintura al descubierto.

También conviene tener un **leotardo o leggings.** Yo prefiero los ajustados a los amplios porque con ellos se aprecian los movimientos de las piernas. Aunque las piernas deberían permanecer como un misterio cuando se baila, son una parte importante de la danza. Con los pies y las piernas se controlan las caderas y por eso conviene que tu ropa de clase te permita ver en un espejo lo que hacen mientras se practica. Hay quien lleva un pantalón corto, pero como se realiza el shimmy, es preferible llevar leggings por debajo de las rodillas o enteros. También se puede llevar **una falda larga.** Aunque con las faldas no se enseñan las piernas, tienen la ventaja de que la bailarina se siente femenina y eso la ayuda a bailar mejor.

La tercera prenda necesaria es un **pañuelo de cadera.** Existe una gran variedad. Los egipcios llevan un trabajo muy elaborado de pedrería, o monedas, o ambos. (Al final del libro se ofrece una relación de distribuidores y páginas web en las que se pueden adquirir.) Muchas profesoras los venden a sus alumnas, pero ya empiezan a proliferar las tiendas con artículos para Danza del Vientre en la mayoría de las grandes ciudades. Los pañuelos de cadera turcos son de otro estilo, y también se están haciendo populares en Estados Unidos. Son más brillantes. Presta atención a su calidad y el acabado antes de comprarlos. También existen pañuelos realizados a ganchillo y con lentejuelas, fabricados en China. Tienen mucho éxito en las clases de Danza del Vientre porque son bonitos y ligeros.

Como la Danza del Vientre es la manifestación artística más femenina, conectarás mejor con la danza si te vistes igualmente muy femenina. En lugar de una camiseta y un pantalón ancho o un chándal, yo recomiendo ponerse en situación con un aspecto más sensual y exótico. Mira si tienes unos pendientes de colgante o unos adornos con monedas. Suelta el pelo y quizá añade un poco de maquillaje, los labios pintados, perfilador y sombra para los ojos. Una flor o la purpurina brillante para el pelo tampoco vienen mal. ¡Diviértete!

Calzado

La forma más sensual de bailar la Danza del Vientre es con los pies descalzos. Si se tienen los pies delicados o el suelo donde practicas resulta incómodo, se pueden utilizar zapatillas de jazz, sandalias de tiras cruzadas o zapatillas de baile planas con suela blanda. Nada de playeras, por favor. Tampoco es buena idea bailar con calcetines o con medias porque resbalan.

Dónde realizar los ejercicios

Para practicar la Danza del Vientre en casa hay que disponer de una zona amplia en la que moverse libremente sin riesgos y sin peligro de romper nada. Cierto es que las bailarinas a veces tienen que actuar en lugares cerrados, como restaurantes o fiestas, pero cuanto más reducido sea el espacio más habilidad requiere la danza y más se limita tu elección de movimientos.

El salón o el cuarto de estar son buenos espacios para bailar. Habrá que retirar sillones y muebles bajos, como mesitas, y tener cuidado con estantes, bordes de chimenea y demás elementos que se pudieran golpear con los brazos. Si se dispone de una habitación con pocos muebles o vacía, se puede convertir en un magnífico estudio de baile o sala de ejercicios. También sirve un sótano, por lo menos en verano, aunque bailar descalza sobre cemento frío o baldosas desanima a más de una.

La superficie ideal es la madera dura o la tarima acabada en barniz o poliuretano. En la mayoría de los estudios de baile

el suelo de madera es "amortiguador": tarima flotante o sobre rastreles. Pero para practicar los ejercicios en casa, cualquier superficie lisa, aunque sea una moqueta, sirve. No bailes sobre alfombras sueltas porque puedes tropezar, y ten cuidado con los juguetes que pueda haber por en medio y con los suelos mojados y resbaladizos.

Cuando se practica la Danza del Vientre sola, es de gran ayuda hacerlo delante de un espejo donde puedas observarte

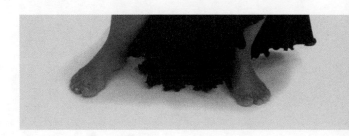

y comprobar tu postura contrastando con las fotos de este libro. En muchos estudios de baile hay una pared entera recubierta de espejos. Puede que esto no encaje con el diseño de tu casa (aunque desde luego la habitación parecería enorme), pero al menos hay que disponer de un espejo de cuerpo entero en una pared o detrás de una puerta para practicar ante él.

Naturalmente, es imprescindible contar con un equipo de música. La mayoría de las bailarinas que actúan habitualmente prefieren un reproductor de CD portátil que se pueda llevar a una fiesta para tener alternativa en caso de que el equipo de los anfitriones se averíe. Por otra parte, si quieres utilizar vídeos de enseñanza, se puede instalar en la zona de trabajo un televisor con reproductor de vídeos o DVD. Si se dispone de videocámara, no es mala idea grabar una sesión cuando se baila para poderse ver luego.

Por último, unas fotografías de bailarinas del vientre o decoración oriental en las paredes, pueden servir como inspiración.

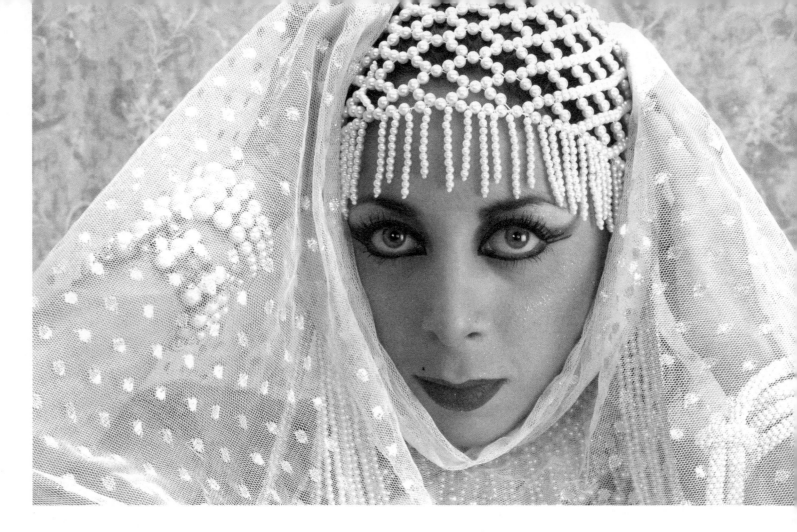

Velos

El velo es un elemento fundamental del traje de una bailarina, no solamente en las actuaciones sino también durante las sesiones de práctica. Los velos se asocian siempre con Oriente Medio, evocan escenas de mujeres veladas, de velos ondeando, o la Danza de los siete velos de Salomé.

En realidad, en Oriente Medio, el velo es una prenda de pudor, que protege a la mujer de miradas de extraños. Los velos no se utilizaron como elementos integrantes del baile hasta el siglo XX, cuando la bailarina egipcia Samia Gamal apareció en escena con una pieza de tela grande. Estaba recibiendo clases de una célebre bailarina rusa que le sugirió que utilizara la tela para mejorar el porte de los brazos. La imagen se popularizó y pronto se hizo habitual que las bailarinas hicieran sus entradas en el escenario con "velos" de tela.

Cuarenta años antes del debut de Samia Gamal con un velo, se asociaba ya en Occidente esta prenda con el baile de Oriente Medio por Salomé, quien, según la Biblia, exigió la cabeza de Juan Bautista en una bandeja como pago por bailar en la fiesta de cumpleaños del rey Herodes. Pero si se lee la Biblia, no se encuentra mención alguna de que Salomé utilizara velos (de hecho, la Biblia ni siquiera menciona a Salomé por su nombre; solamente se dice que la bailarina era "la hija de

Herodías"). La Danza de los Siete Velos se creó en 1905 para la ópera *Salomé* del compositor alemán Richard Strauss, basada en la polémica obra de teatro *Salomé: Tragedia en un acto,* de Oscar Wilde, que en su época se consideró tan picante que fue prohibida en Inglaterra y no se llegó a representar en vida de su autor. Gracias a la obra de teatro y a la ópera, el mundo occidental se interesó por la fantasía de Salomé despojándose provocativamente de los siete velos, uno por uno. Aunque la Danza de los Siete Velos no tuvo absolutamente nada que ver con la verdadera Danza Oriental, pronto se convirtió en sinónimo de Danza del Vientre.

Actualmente, en Egipto y otros países de Oriente Medio, la bailarina hace su entrada en escena con un velo, lo utiliza durante unos minutos y luego lo descarta. En Estados Unidos, sin embargo, se extendió entre las bailarinas del vientre el uso de velos para acompañar la música lenta, creando con ellos formas e ilusiones. Dicen algunos que la técnica la importaron bailarinas turcas en la década de 1960. Hoy en día todas las bailarinas orientales de todo el mundo utilizan velos, tanto para las rápidas salidas a escena, como para bailar con música lenta.

Adquisición del velo

En las tiendas de artículos para Danza del Vientre se encuentra una gran variedad de velos. Yo recomiendo los de seda china. Muchos están primorosamente teñidos a mano, algunos combinando varios colores en dibujos preciosos.

La mayoría de los velos que proceden de Egipto y de Turquía son de poliéster. Suelen estar ribeteados con pedrería y lentejuelas y resultan más pesados y voluminosos que los lisos. Son así porque en Oriente Medio las bailarinas utilizan los velos solamente para hacer su sencilla entrada, por lo que les gusta el vistoso brillo, pero no necesitan que el velo ondee. Si al bailar se golpea a alguien accidentalmente con uno de estos velos, se le puede hacer daño. Ni qué decir tiene que yo no los recomiendo. Si al comprar un traje, el vendedor me regala un velo egipcio o turco, lo tomo, pero si empiezas a bailar con uno de ellos, no te vas a enamorar de la sensualidad de la danza con velo; y realmente deberías.

En este libro solamente voy a enseñar a bailar con un velo rectangular básico, que es el más versátil y el más fácil de utilizar. Existen con otras formas, como los semicirculares y capas de círculo completo. Cada vez se extiende más en las actuaciones de danza el uso de "alas" –capas de cuerpo entero de lamé plisado o de organza de cristal–. Resultan espectaculares, así pues, tienes muchos con los que ilusionarte mientras progresas en tus habilidades de la Danza del Vientre.

Confección de un velo

El velo es sencillamente una pieza rectangular de tela fina. El tamaño ideal es de unos 2,75 por 1,15 cm.

El tejido debe ser muy suave y traslúcido. El mejor es el chiffon de seda o una seda china. También se puede utilizar chiffon de poliéster, del que hay gran variedad de colores, que se encuentra más fácilmente en tiendas de tejidos y a un precio razonable. Yo prefiero la seda porque flota con gran belleza y es de tacto suave y sensual.

Antes de usar el velo hay que rematar los cantos cortados del tejido. Los bordes largos ya están rematados. Los bordes cortos se cosen a máquina con un zigzag o un pespunte, o bien a mano, haciendo un dobladillo. La seda hay que coserla, pero para el poliéster se puede ahorrar tiempo chamuscando los bordes. Para hacerlo se pasa rápidamente el canto del tejido por encima de la llama de una vela. Hay que tener cuidado de llevar el pelo recogido y de no acercar demasiado la tela a la llama y de no dejarla mucho tiempo sobre ella. Al principio parece complicado, pero enseguida se aprende a quemar el canto.

Si se quiere dar un toque de brillo al velo, sugiero coser unas lentejuelas pequeñitas, ligeras y brillantes sobre los dobladillos, pero nada de pedrería de cristal.

Crótalos

Los crótalos (llamados *zils* en turco o *zagat* en árabe) son una parte importante de la Danza Oriental y añaden vida a tus actuaciones. No es necesario utilizarlos en los ejercicios de entrenamiento; es más, si se empieza por cuenta propia, pueden resultar que tienes demasiados elementos que coordinar. En mi opinión, tocar los crótalos mientras se baila es lo más difícil de la Danza del Vientre. Pero si se utiliza este libro para practicar entre clase y clase, es natural que se quieran también practicar los crótalos. Al

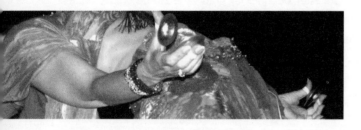

progresar en tu aprendizaje, los crótalos te ayudarán a desarrollar una mejor coordinación y sincronizar con la música.

Al principio, quizá sea preferible tocar los crótalos caminando, no bailando. Tocarlos al tiempo que se practica con el CD te ayudará a acostumbrarte a los complejos ritmos de la música de Oriente Medio.

Los crótalos, al igual que otros accesorios de la Danza del Vientre, se pueden adquirir bien en estudios de baile y en tiendas de instrumentos musicales, en los encuentros de Danzas del Vientre, a través de catálogos de venta por correo y de Internet. La mayoría de las bailarinas prefieren comprarlos en donde puedan probarlos antes, para no tener que devolverlos, ya que diferentes clases de crótalos tienen sonidos distintos. También existen en diferentes tamaños: los más grandes suenan más fuerte. Para empezar convienen los pequeños –de 5 cm de diámetro– que son más ligeros y algo más fáciles de manejar. Una bailarina que actúe en un lugar con mucho ruido ambiental, como un restaurante o una sala de fiestas, elegirá otros mayores que suenen más.

Los crótalos se sujetan al dedo con presillas elásticas. Asegúrate de comprar los de dos ranuras paralelas para el elástico ya que los de una sola perforación en el centro son más difíciles de controlar. Por lo mismo, es mejor un elástico de cinta plana que uno redondo.

Antes de tocar los crótalos ajusta el elástico para que quede holgado pero sin girar sobre el dedo. Cuando estén ajustados al tamaño adecuado, cose el elástico o sujétalo con un pequeño imperdible. Puede que prefieras utilizar un imperdible de momento, porque algunos elásticos dan de sí con el uso.

Tocar los crótalos

Los crótalos son el instrumento de percusión personal de la bailarina del vientre y conviene empezar a practicar con ellos en cuanto se presente la ocasión. Para entender los ritmos orientales hay que interpretarlos con los crótalos al mismo tiempo.

Requiere cierta habilidad hacer sonar los crótalos en lugar de sólo chocarlos. Colócalos bien sujetos en los dedos pulgar y corazón de cada mano. Escucha la música y distingue los acentos marcándolos con los pies o dando palmadas. Este pulso lo recreas con los golpes "simples". Los "dobles", "triples" y "cuádruples" son una simple multiplicación del pulso expresado con los golpes "simples". Normalmente se tocan los crótalos con una mano y luego con la otra; no con las dos a la vez. Practica estos ritmos, empezando siempre con la mano derecha (a menos que seas zurda):

	1	2	3	4
Simple	D	I	D	I
Dobles	DI	DI	DI	DI
Triples	DID	DID	DID	DID
Cuádruples	DIDI	DIDI	DIDI	DIDI

Cuando le cojas el tranquillo a estos ritmos sencillos, empieza a trabajar con los ritmos más importantes utilizados en la Danza del Vientre, el *malfuf* y el *baladi*.

	1	2	1	2
Malfuf	D	DIDI	D	DIDI
Variación de malfuf	palmada	DIDI	palmada	DIDI

	1	2	3	4
Baladi	DD	DID	D	DID
*Baladi con puente**	DD	DID	D	DID (DI)
Variación de baladi	Palmada palmada	DID	palmada	DID

* El puente es DI rápido a contratiempo.

Existen otros muchos ritmos en la Danza Oriental; conforme avances, aprenderás en clase o escuchando música.

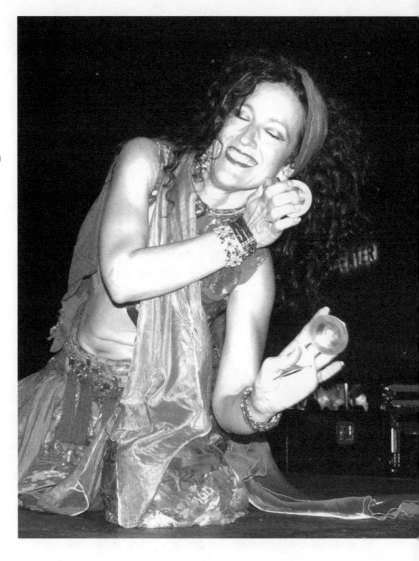

La música

Oriente Medio posee un amplio repertorio inspirado en una gran variedad de temas, como descubrirás al adentrarte en el mundo de la Danza del Vientre. De hecho, su música añadirá una dimensión totalmente nueva a tu colección de CDs. Por ahora, intentaré no aburrirte y no me voy a extender, seré concisa.

Los estilos musicales son muchos y variados. Para empezar se pueden dividir en tres categorías básicas, aunque podrían ser docenas si se subdividen para incluir los diversos estilos étnicos. Empecemos por tres solamente: (1) Pop, (2) Oriental y (3) Tradicional.

La música pop fue la base de la Danza del Vientre en torno a 1990. Suponía un gran cambio de los estilos oriental y tradicional, y les gustó inmediatamente a las bailarinas.

La música pop de Oriente Medio procede habitualmente de Egipto, de Líbano o de Turquía. El estilo pop egipcio es uno de los más utilizados en la Danza del Vientre y combina música popular tradicional y ritmos de danza con un sonido contemporáneo enriquecido con sintetizadores. Entre los muchos cantantes pop egipcios famosos, los más conocidos fuera de Oriente Medio son Hakim y Amr Diab. Naturalmente, como ocurre con la música pop americana, cada semana aparecen cantantes nuevos que arrasan en los escenarios.

En Líbano destacan nombres como Ragheb Alama y Diana Haddad. Turquía conoció un éxito arrollador con músicas como "La canción del beso", de Tarkan.

La música *rai* argelina, que inicialmente se centraba en comentarios sociales, es ahora la que se impone en las salas de baile de todo el mundo. Son muchos los nombres famosos, como Cheb Khaled y Cheb Mami ("Cheb" significa joven). La música rai se utiliza a veces, aunque no frecuentemente, en actuaciones de la Danza Oriental, pero es buena para ejercicios de calentamiento.

Cuando las bailarinas seleccionan música para una representación de Danza del Vientre, procuran no abusar del pop. Pueden diluir el baile si se deteriora la estructura de una representación o de una rutina, cambiando la complejidad de las composiciones orientales y la sensibilidad de la música acústica tradicional por una simple sucesión de una canción pop tras otra. Lo mismo que ocurre con la música disco, las canciones pop de Oriente Medio pueden consistir en una sucesión de ritmos regulares, sin principio, desarrollo ni fin. Por otra parte, la música pop da muy buen resultado en una sala de fiestas donde el público sigue con facilidad su ritmo monótono y contagioso y se anima a bailar mientras actúa la bailarina.

Cuando se habla de música oriental referida a la Danza del Vientre, no significa música china o japonesa. Se alude a la música de "Oriente", incluido el Oriente Medio, en contraposición a la música "occidental"; es una traducción del término árabe *sharqi*. La música oriental alcanzó su edad de oro a partir de 1930, cuando se creaba para los suntuosos espectáculos en los clubes nocturnos y para las películas con números musicales. Entre los grandes compositores que destacaron por aquel entonces se puede citar a Mohamed Abdel Wahab y Farid El Atrache, entre otros. Componían música, bien para unas películas en particular, o bien por encargo para alguna bailarina o cantante. Utilizaban gran variedad de ritmos y arreglaban sus composiciones para grandes orquestas en las que predominaban los violines, instrumentos de percusión, el oud, el kanoun y el acordeón. Muchas de las canciones de aquella época se siguen utilizando en la Danza del Vientre, tanto en versión original como en adaptaciones modernas.

Se compone continuamente nueva música oriental por encargo de bailarinas actuales. Nagwa Fouad, una bailarina egipcia que alcanzó su mayor momento de gloria en la década de

1980, encargó algunas de las piezas más populares que se bailan hoy. Entre ellas destacan "Mashaal", "Banat Eskanderia" y "Set El Hosen". Otras populares piezas orientales de danza se compusieron originalmente como preludios de canciones para cantantes célebres. "Batswanis Beek" y "Fi Youm Wi Leila" fueron escritas para la cantante Warda. "Las Mil y una noches", "Leilat Hob" e "Inta Omri" son sólo unos ejemplos del repertorio de la cantante egipcia más famosa de todos los tiempos, la legendaria Oum Kalthoum.

Aziza es para una orquesta árabe que toque para bailarinas lo que sería "New York New York" para una orquesta en una boda americana; es decir, que todo el mundo la conoce. Las bailarinas orientales profesionales saben que las canciones antes mencionadas las conoce cualquier orquesta árabe que toque en sus actuaciones.

La música tradicional la interpretaban músicos o grupos en su totalidad acústicos. Cuando yo empecé a bailar, la música acústica era la más popular para la Danza del Vientre, pero actualmente no es tan frecuente. Una representación tradicional de Danza del Vientre consistiría hoy en una serie de canciones rápidas ensartadas por *taksims,* que son improvisaciones arrítmicas interpretadas con un solo instrumento. La actuación terminaría con un solo de percusión y un Finale rápido.

En sus actuaciones, las bailarinas suelen preferir una representación estructurada en seis partes, distribuidas para mantener la atención del público:

1. Obertura rápida
2. Canción lenta
3. Canción de tempo medio con ritmo marcado
4. Canción lenta
5. Solo de tambor
6. Finale

Los estilos musicales pueden variar, con una pieza oriental como obertura, una canción lenta después, una canción pop moderna en tercer lugar, seguida de un bello *taksim*, y un trepidante solo de percusión para llevar la actuación a su apogeo y, por último, un Finale de dos minutos, que pueden ser los últimos compases de la canción de obertura.

Instrumentos musicales de Oriente Medio

Familiarízate con los instrumentos utilizados en la música de Oriente Medio y escúchalos. La música sintetizada moderna incluye también esos instrumentos porque están sampleados en el teclado sintetizador. A veces basta con que haya un músico al teclado interpretando varios instrumentos, lo que

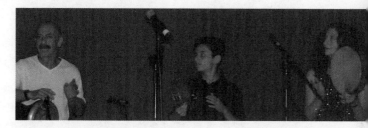

ha dejado sin trabajo a muchos músicos tradicionales. Una banda de uno a tres músicos puede sonar como toda una orquesta y ahorrarle mucho dinero al propietario de la sala de fiestas.

Naturalmente, no hay nada mejor que las interpretaciones en vivo y además, cuando se utilizan sintetizadores, los instrumentos acústicos suelen quedar ahogados por los teclistas entusiastas. El oud y el kanoun son delicados y finos y, aunque son los más tradicionales y los más bellos, actualmente se oyen poco o se omiten sin más.

Los instrumentos musicales más comunes en Oriente Medio son:

Dumbek (también conocido como *tabla* o *darbuka)*: el ritmo de la música es fundamental para la danza y el dumbek lleva el pulso. Es un tambor en forma de reloj de arena que constituye el pilar rítmico de todos los estilos musicales de Oriente Medio, ya sea pop, oriental o tradicional. Los dumbeks se fabricaban originalmente de cerámica, con membrana (o parche) de piel pescado o cabra, pero hoy en día la mayoría son de metal fundido con membrana de plástico.

Riqq: Este instrumento de percusión es una pandereta que lleva el ritmo regular. Las sonajas insertadas a lo largo del borde se tocan con los dedos al igual que la membrana.

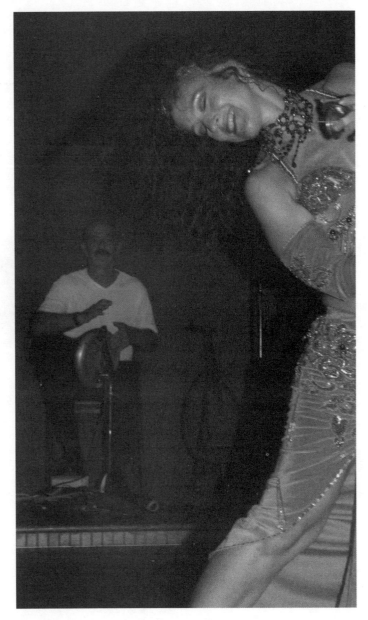

Oud: Se trata de un instrumento de cuerda en forma de huevo, con caja grande, antiguo percursor de la guitarra y parecido al laúd, que se utilizaba en la música europea medieval.

Kanoun: Es un instrumento de cuerda parecido al arpa que se apoya en horizontal y se toca con púas de metal que se ponen en los dedos. Es difícil de tocar. La bailarina puede combinar los shimmies superpuestos con música lenta para aprovechar la amplia gama de sonidos del kanoun.

Kemanja: Este instrumento tradicional, que se toca en vertical con un arco, evolucionó convirtiéndose en el violín europeo. Actualmente los violines sustituyen a las kemanjas excepto en la música folclórica de Oriente Medio. A veces las bandas orientales cuentan con varios violinistas.

Acordeón: Basados en uno de los más antiguos instrumentos musicales chinos, los primeros acordeones europeos se fabricaron en Austria hacia 1830. Al poco tiempo se introdujeron en Egipto, donde se adaptaron para reproducir los cuartos de tono en la escala musical árabe. El acordeón es fundamental en las bandas de Oriente Medio y los *taksims* de acordeón resultan maravillosamente hipnóticos. En un tipo de canción improvisada, que se denomina "El Baladi", el acordeón empieza lentamente y va enriqueciéndose poco a poco con una serie de acentos para terminar a ritmo rápido con la entrada de muchos instrumentos de percusión.

Clarinete: Inventado en Europa y utilizado por vez primera en composiciones de Haendel y Mozart, el clarinete es un elemento esencial de la música turca, pero no de la árabe. Los clarinetes turcos son de metal. Además de interpretar *taksims*, también tocan melodías rápidas y trepidantes.

Ritmos

Existen muchos ritmos en la música creada para la Danza del Vientre. Quien se interese con seriedad por esta danza debería comprar un CD dedicado a estos ritmos y su análisis. (Uno recomendable es *Jalilah's Raqs Sharqi 4*, o *Rhythms of the Nile* de Hossam Ramzy. Trata de distinguir los "acentos graves" (acentos principales); los que se marcan con palmadas. En esos tiempos

Mazhar: Este pandero, versión mayor de pandereta, lleva varias filas de sonajas. Es pesado y se requiere una fuerza considerable para manejarlo. Muchos músicos dicen que es el instrumento oriental más duro de tocar.

Zaghat (en árabe; en turco: *zils*): Los crótalos los suelten tocar tanto las bailarinas como los músicos de las bandas. A veces éstos utilizan una versión de crótalos de mayor tamaño que se adapta a la mano de un hombre y que resultarían demasiado voluminosos para bailar con ellos, pero que tienen un sonido potente.

el peso de cuerpo se apoya en el suelo. Por ejemplo, si se dan pasos, se pisa en los acentos graves. Si haces un drop de cadera, la bajas en los acentos graves. El drop de pecho igualmente se realizará con los acentos principales.

Éstos son algunos de los ritmos principales, aunque existen muchos más. No todos los músicos se ponen de acuerdo en sus nombres, ni siquiera en la forma de interpretarlos, pero los que aquí se citan son estándar. Cuando estés aprendiendo por primera vez a reconocerlos es conveniente golpear sobre una mesa o sobre las rodillas con las palmas de las manos para captar el ritmo. Una vez hayas logrado identificar los distintos ritmos en los CD, intenta reproducirlos con los crótalos.

1.ª familia de ritmos

Baladi (4/4), también llamado "masmoudi pequeño", suena Dum Dum Tak-i Tak, Dum Tak-i Tak (en el dumbek, el *Dum* se toca con la mano derecha cerca del centro de la membrana del tambor, para producir un sonido profundo. El *Tak* también se toca con la derecha, pero en el borde de la membrana del tambor para que suene seco y ligero. La *i* se toca también en el borde, pero con la izquierda.

Maksum (2/4) es como el *baladi* pero más corto: Dum Tak Tak, Dum Tak.

Gran masmoudi (ocho tiempos por compás) es como el *baladi* pero con más tiempos: Dum Dum Tak-i-tak i-tak, Dum Tak-i-tak i-tak-i-tak-i-tak i.

2.ª familia de ritmos

Malfuf (2/4), que significa "rodar" es de dos tiempos y se hace 1-1234. Se puede asociar con la frase "Corte de pelo". Se interpreta con el tambor de modo muy distinto a como se toca con los crótalos.

Ayub (2/4) es un ritmo utilizado para el "Zar", una antigua danza en trance de Egipto. Su ritmo se introdujo en la música para Danza del Vientre, por lo que una bailarina debe conocerlo e interpretarlo a veces meciendo la cabeza para demostrar que conoce sus raíces. Es fuerte y sencillo: Dum tak Dum tak.

Ritmos varios

Saidi (4/4), de El Said, en el sur de Egipto, se suele utilizar en Danza del Bastón, acompañado por un instrumento de viento llamado mizmar. Es muy parecido al *baladi* y se puede tocar de dos maneras: con un Dum y luego 2 (Dum Dum-dum), o con dos y dos (Dum-dum, Dum-dum).

Samai (10/8) es un ritmo clásico que aparece tanto en la música turca como en la árabe y se remonta a los tiempos en que los árabes dominaban la Península Ibérica. Consta de diez pulsos o medidas y ni los mejores músicos se ponen de acuerdo sobre la forma de interpretarlo, pero los acentos son muy importantes: Dum Dum Dum-Dum-Dum, o 1-2-123-pausa, pausa. Cuando se baila un samai, es importante saber que este ritmo tiene pausas y hay que esperar para volver a empezar. Lo más difícil de conseguir en la Danza del Vientre es parar y no moverse, pero es parte de este arte y de la sensibilidad musical.

Chifti Telli es un término turco, pero el ritmo también se usa en música árabe. Se suele tocar despacio, aunque los estilos turco y griego tienen también versiones rápidas. Los griegos llaman a su estilo de Danza del Vientre "Chifti Telli". Consta de ocho tiempos y se toca: 1-2345-123.

El **karshlima** o **9/8 turco** también presenta muchas variantes y es común en la música turca. Lo han tomado los gitanos (romaníes) de la música folclórica turca y lo han adaptado a la Danza del Vientre. Se puede escuchar en toda Turquía, pero nunca en el mundo árabe. Consta de nueve tiempos y, simplificado, se puede interpretar como 1-2-3-123.

CD de música de Oriente Medio

Tanto si recibes clases de Danza del Vientre como si practicas sola en casa, seguramente querrás adquirir al menos un CD de música oriental para bailar. Lo mejor es empezar una colección de discos seleccionando unas piezas para grabar un primer CD o una primera cinta de Danza del Vientre, como se indica más adelante en "Hacer tu propia selección de música".

Existen miles de buenos CD de música para Danza del Vientre para elegir. Algunos se encuentran en la sección de música del mundo de las tiendas. También se pueden adquirir en Encuentros de Danza del Vientre, en tiendas de productos orientales y de accesorios de baile en la mayoría de las grandes ciudades.

En Internet se puede buscar en "música oriental" o "música de Oriente Medio" o en las direcciones que se ofrecen en el apartado "Fuentes" de este libro. Algunas páginas web permiten escuchar las canciones antes de encargar los CD de música oriental. Incluso existen páginas web y algún servicio *on-line* que permiten la compra de las canciones de una en una en formato mp3 y mp4, viene muy bien para crear tu propio CD con la música para practicar y para tus actuaciones porque puedes adquirir solamente las canciones que deseas de varios CDs y tu propio CD acabará costándote no más que un solo CD comercial.

Éstos son algunos CD excelentes para empezar una colección:

Jalilah, una bailarina canadiense, ha encargado música en Egipto y en Líbano que abarca una gran variedad de estilos orientales, desde los que se compusieron en la edad de oro para el cine, hasta canciones creadas para famosos cantantes de Oriente Medio. Jalilah ha editado una serie de seis CD titulada *Jalilah's Raqs Sharqi*, que yo recomiendo en su totalidad. El volumen cuatro incluye todos los ritmos y utiliza fragmentos de canciones de sus otros CD para demostrar cómo suenan cuando se interpretan solamente con percusión y luego con orquesta; una valiosa herramienta para ayudarte a comprender los ritmos de la música de Oriente Medio.

Hossam Ramzy, famoso percusionista y maestro de Danza del Vientre egipcio, tiene docenas de CD en el mercado. Yo recomiendo sobre todo *Rhythms of the Nile, Best of Oum Kalthoum, Best of Farid Al Atrache, Best of Mohammed Abdul Wahad* y *Best of Abdul Halim Hafiz*. Si no los encuentras en la tienda de discos, se pueden encargar a través de Internet en su dirección www.hossamramzy.com.

Otras excelentes recopilaciones de estilo pop moderno son los CD de *Bellydance Superstars* de Ark 21 Records. Presentan canciones elegidas por las mejores bailarinas y profesoras de Estados Unidos. (El primer volumen incluye dos composiciones elegidas por mí.)

Hacer tu propia selección de música

Para crear mis propios CD para mis clases y mis actuaciones, utilizo un sistema con reproductor y grabador de CD, y es buena idea hacer lo mismo para practicar en casa. Si tu equipo de sonido es un modelo más antiguo, se pueden grabar canciones de los CD originales en cintas de casete, preferiblemente de 120 minutos para incluir una selección de prácticas de una hora en cada cara con el fin de no tener que parar en medio de la sesión para dar vuelta a la cinta. El CD o cinta debería seguir esta secuencia:

- Cinco o seis canciones lentas: prueba con la música "New Age" (Nueva Era) de Vas, la *Scheherazade Suite* o las canciones lentas de los CD de oriente Medio que más te gusten.
- Dos solos de percusión: son muy buenos los que se encuentran en *Bellydance* Superstars, volúmenes 1 y 2, o en *Jalilah's Raqs Sharqi*, volúmenes 1, 2, 3, 5, ó 6.
- Canciones de tempo medio con un ritmo regular: como las de *Bellydance Superstars*, volúmenes 1 y 2.
- Una o dos canciones de ritmo variado: por ejemplo dos de *Bellydance Superstars*, volumen 1, pistas 1, 4 ó 5 y una de las más largas de *Jalilah's Raqs Sharqi*, volumen 1 pista 1, volumen 2 pista 2, volumen 3 pistas 1 ó 2, o volumen 6 pista 1.
- Una bonita canción para la relajación final: te va a encantar la pista que da nombre al disco *Egypte* del Cirque du Soleil.

Una vez compilado el CD o la cinta, se puede utilizar siempre de principio a fin para practicar todos los movimientos (dependiendo de las semanas de práctica que se tengan). Cuando tengas ganas de cambiar de música, simplemente graba otro CD siguiendo las mismas pautas.

Vestuario

No es necesario llevar un atuendo especial para la Danza del Vientre, pero gusta llevarlo. Es importante ponerse ropa adecuada a la edad, a la silueta y también a la música que se utilice. Contrariamente al ballet o al jazz, más propios de la juventud, la Danza del Vientre madura y mejora con la edad de la intérprete. No sólo se puede bailar toda la vida, sino que con el tiempo gana en belleza y experiencia.

Las opciones son muy variadas: puedes gastarte de 400 a 1.000 dólares en trajes exclusivos importados de Egipto o de Turquía, muy elaborados, decorados a mano con pedrería e incluso con cristal. Pero también puedes ser creativa y confeccionarlo tú misma. Cuando yo empecé, todas las bailarinas se tenían que confeccionar su propio vestuario. Cada uno de mis primeros trajes se tardaba entre uno y seis meses en bordar la pedrería a mano. También puedes ahorrar tiempo cortando los agremanes ya bordados de trajes usados y cosiéndolos en las prendas nuevas.

Otra posibilidad es utilizar el "traje de *baladi*" que es un caftán de una pieza que se lleva para la Danza del Bastón y otros estilos más rústicos. Se pueden adornar con pañuelos de cadera, tocados y bisutería de monedas. El caftán es una prenda que debe figurar en el armario de toda entusiasta de la Danza del Vientre. Se puede utilizar para cubrir el traje durante el desplazamiento a una actuación, llevarlo como vestido con un pañuelo alrededor de las caderas, o, ya imbuida del espíritu de Oriente Medio, ponerlo como traje de noche para asistir a una representación de Danza del Vientre, una fiesta o cena árabe.

A la hora de actuar, aunque sea en un escenario tan sencillo como una fiesta entre amigos o una residencia de ancianos, la preparación forma parte de la diversión. El peinado y el maquillaje deben estar cuidados. Se puede llevar un tocado o dejar el pelo suelto, pero siempre limpio y bien peinado. Comprueba que el sujetador esté bien ajustado y te resulte

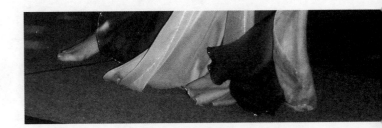

El buen gusto en el atuendo es fundamental y lo que se oculta es más importante que lo que descubre.

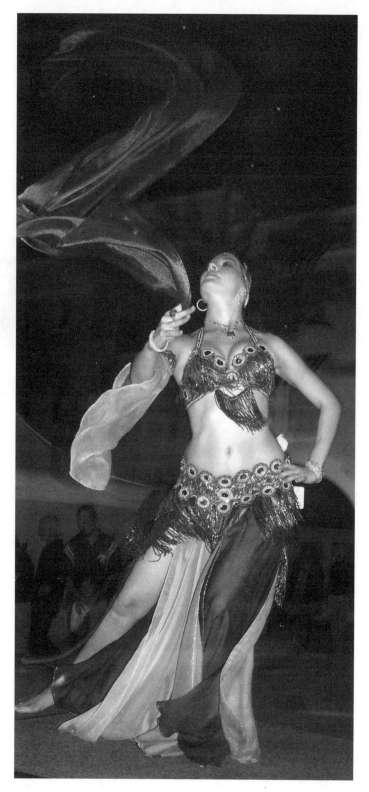

cómodo, que está bien abrochado, incluso con un imperdible. Practica antes con él en casa para comprobar que no se sube ni se desboca. Si se lleva un pañuelo de cadera o un cinturón separado del traje, deben estar bien prendidos. Yo aconsejo a las bailarinas que se pongan shorts a juego con el traje, sobre todo si bailan sobre un escenario elevado.

Unas bailarinas van con calzado, y otras prefieren bailar descalzas. Eso queda a elección de cada una, pero si la superficie sobre la que se actúa es rugosa, es mejor protegerse los pies. Con un traje de fantasía se pueden llevar zapatos de fiesta dorados o plateados. Un atuendo más informal combina con sandalias de cintas cruzadas o "las arañas" de ante que cubran la parte delantera del pie (ambas se venden en tiendas de artículos de danza). Ambos tipos de vestuario tienen buen aspecto con zapatillas planas de danza oriental doradas o plateadas, muy populares entre las bailarinas egipcias.

Los accesorios son importantes. Utiliza cintas o bandas para la cabeza, turbantes, flores en el pelo, pendientes largos y de brillantes, collares, brazaletes, etc. El exotismo debe notarse de la cabeza a los pies.

El mundo de la Danza del Vientre

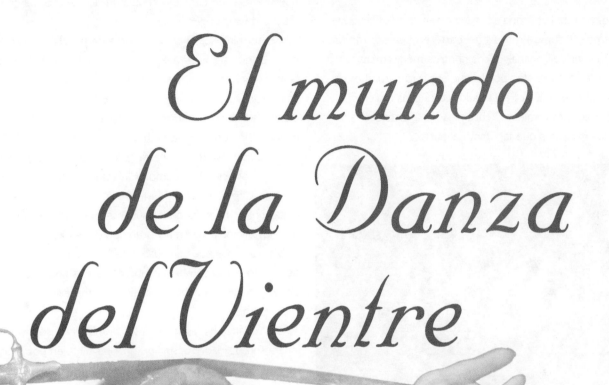

Historia

Los estudiosos de la historia del baile creen que la Danza del Vientre empezó como un ritual del parto en tiempos remotos. No había hospitales, ni analgésicos ni otros medicamentos al alcance de las parturientas, por lo que el parto natural era la única opción que se les ofrecía. Es lógico que las mujeres ritualizaran unos movimientos encaminados a fortalecer y tonificar los músculos que facilitaran el parto.

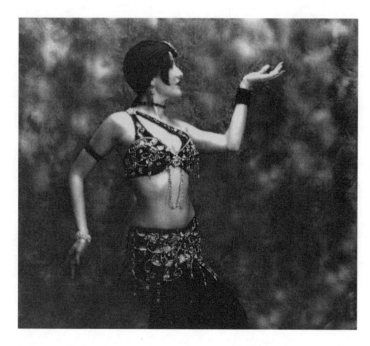

Te darás cuenta de que muchos movimientos de la Danza del Vientre se centran en la zona pélvica o abdominal. Combinan el control y la relajación de los músculos, ejercitando los órganos internos y tonificando los músculos del estómago y la cintura. Los movimientos ondulantes, de hecho, ejercitan los músculos que expulsan al bebé de la matriz.

Existe la teoría de que se pusiera música y se ritualizaran esos movimientos al integrarlos en una religión femenina de "La Diosa" que se extendió por todo el Oriente Medio antiguo. Aunque se admite que las antiguas religiones femeninas desaparecieron ante el auge de las religiones patriarcales, incluidos el judaísmo, el cristianismo y el islam, es muy posible que las ceremonias de adoración de la Diosa pervivieran hasta nuestros días en el arte de la Danza del Vientre, aunque distan mucho de sus orígenes.

El término "Belly Dance" deriva de la palabra árabe *baladi* o *beledi*, que significa "del pueblo o popular". Baledi se refiere a la música, al baile y al traje. No tiene nada que ver con la anatomía. Desde sus orígenes, el *baladi* ha sido siempre una danza de expresión femenina, ejecutada sobre todo entre mujeres, sin la presencia de hombres.

El *baladi* evolucionó hasta convertirse en una manifestación artística conocida hoy como la "Danza Oriental" durante el Imperio Otomano, cuando mujeres de distintos países vivían juntas en los harenes de los sultanes turcos. Las mujeres de los harenes disponían de mucho tiempo libre y ¡claro que bailaban! Había bailarinas que actuaban ante los afortunados sultanes, pero eran como sombras cimbreantes tras una celosía. La Danza del Vientre debe su erotismo al misterio de lo prohibido y lo oculto.

Esta danza ha fascinado a los hombres no sólo por su innata sensualidad y desinhibición, sino también por el atractivo de que les estuviera vetado el acceso a las habitaciones femeninas y a las fiestas de mujeres en las que.se celebraba —y se sigue celebrando— la danza. Los pintores orientalistas europeos veían, o por lo menos oían hablar de ellas, a prostitutas, que eran las únicas mujeres que se ofrecían a las miradas de los occidentales. Eso les llevó a fantasear sobre las mujeres de Oriente Medio a las que no podían ver. Pintaron escenas de serrallos imaginarias, aunque algunos no habían salido de Europa y sólo podían crearlas con los pinceles.

En 1893, la obra de Oscar Wilde, *Salomé,* fue prohibida en Inglaterra por su danza "procaz". También en 1893 el promotor americano Sol Bloom llevó a la Feria Mundial de Chicago un grupo folclórico norteafricano y acuñó el término "Danza del Vientre".

Las bailarinas de vientre (que solían ser imitadoras que desconocían la cultura de Oriente Medio) o "bailarinas exóticas", como se las llamaba, pasaron a ser el centro de atención de los vodevil y representaciones cómicas, con lo que la danza no tardó en perder sus raíces orientales para confundirse con el *striptease*. Mucho tiempo después de que pasara de moda el vodevil y cayera en el olvido, la Danza del Vientre seguía conservando una reputación un tanto dudosa.

Cuando yo empezaba como bailarina profesional, estaba de moda enviar "bellygrams" ("vientre-gramas") para felicitar los cumpleaños, lo que ofrecía a las jóvenes una oportunidad de ganar un dinero y una experiencia artística sin comprometer su dignidad. Muchas mujeres que se pusieron a aprender la Danza del Vientre con idea de ganarse la vida con ella, se dieron cuenta de la dificultad que entrañaba y de la habilidad y dedicación que requería bailar a nivel profesional y la abandonaron por un medio más rápido y fácil de hacer dinero. ¡No se trata de agitarse para excitar a los hombres! La Danza del Vientre se puede convertir en algo comercial y estúpido, pero si fuera tan superficial no habría pervivido tantos milenios.

En la actualidad, mujeres de todo el mundo han reivindicado la Danza del Vientre y la han transformado en algo más cercano a sus raíces originales. Algunas la practican como ejercicio, otras por afición a la música o la mística de la cultura oriental. La inmensa mayoría de las mujeres que se apasionan por la Danza del Vientre como forma artística se sienten atraídas por el misterio que se va revelando al retirar el manto de inhibiciones que impide utilizar el cuerpo y expresar con él desde la fuerza visceral matriarcal hasta la más etérea espiritualidad. Cuando menos lo esperan, la danza las transporta a otra dimensión de su ser que no habían descubierto antes.

La danza tiene mucho que ver con el misterio; misterio de una cultura antigua, extraña a muchos de nosotros, profunda y compleja. Misterio del control muscular; el misterio de nuestro propio cuerpo. Misterio de una música con ritmos, instrumentos y tonos distintos a los occidentales. Misterio de los momentos de la comunión con la música. Misterio de nuestra energía y de la exaltación de las energías.

El estilo egipcio, turco y libanés de Danza del Vientre

"Danza del vientre" es un término comodín que no existe en Oriente Medio. Puede significar raks *baladi*, que se baila con una túnica larga y un pañuelo atado alrededor de las caderas. Puede significar Danza Oriental, que es una fusión del estilo *baladi* egipcio con influencias persa, turca, e incluso de la India.

Para algunos, la única Danza del Vientre "auténtica" es la egipcia. No estoy de acuerdo. Es cierto que las grandes y admiradas bailarinas de la pantalla eran egipcias. Samia Gamal, Naima Akef y Tahia Carioca eran nombres conocidos en todo el mundo árabe porque cuando los musicales en blanco y negro hacían furor en Hollywood, se inició en El Cairo una industria cinematográfica que tuvo gran repercusión en todo Oriente Medio. Antaño, las bailarinas del vientre no llevaban trajes especiales. Iban vestidas con ropas normales pero con un pañuelo alrededor de las caderas. Inspirándose en Hollywood, la industria del cine egipcia añadió brillos (lentejuelas), tintineos (monedas) y carne (cintura al descubierto y faldas transparentes). Crearon elaborados *tableaus* como coreografías de estilo Busby Berkeley. La música, antes popular y tradicional, evolucionó hacia una "edad de oro", y compositores como el fogoso actor-cantante Farid El Atrache y Mohamed Abdel Wahab, que fue el primero en añadir unos originales toques occidentales, se convirtieron en grandes estrellas.

La generación siguiente de bailarinas se pudo ver en la década de 1980 a través de vídeos de Danza del Vientre, que fue la respuesta egipcia a la MTV. Destacaron Nagwa Fouad, Souhair Zaki y Fifi Abdo. Nagwa presentaba un gran espectáculo con muchas bailarinas y cantantes, y con música compuesta especialmente para ella y que sigue siendo popular.

Souhair Zaki fue la primera bailarina del vientre lo bastante respetada para atreverse a bailar con música de la cantante egipcia Oum Kalthoum, tan venerada que se referían a ella simplemente como "la señora" y cuyas canciones duraban hasta 90 minutos cada una. Cuando salía al aire su programa, se interrumpía la guerra árabe-israelí que no se reanudaba hasta que ella terminaba de cantar. Cuando Souhair Zaki interpretó la obertura de Oum Kulthoum en vídeo, otras bailarinas de todo el mundo empezaron a hacer lo mismo. Ahora, años después del fallecimiento de Oum Kulthoum, se han hecho versiones *funky disco* de sus canciones…

Ya pasaron los tiempos de las bailarinas de la gran pantalla. Nagwa y Souhair se han retirado y Fifi sigue bailando. Ha surgido una nueva generación de bailarinas en Egipto, destacando entre ellas Dina, que sorprende al mundo con su atrevido vestuario, prohibido por las leyes de decencia egipcias, pero es tan famosa que consigue todo lo que se propone.

Raqia Hassan es la profesora de danza más importante y más activa de Egipto. Organiza el Festival Anual de Danza "Ahlan Wa Sahlan" de El Cairo, que atrae a bailarinas de todo el mundo. También viaja por Estados Unidos, Europa y Asia impartiendo talleres. En El Cairo da clases particulares en su casa, con descansos en los que cocina para sus discípulas y las anima a "¡Comer... comer!" Raqia no ha bailado nunca la Danza del Vientre en público, pero fue primera bailarina del grupo folclórico de Mahmoud Reda, el primer ballet folclórico en Oriente Medio, suficientemente respetado como para actuar en teatros y en películas desde la década de 1950. El director de la compañía, Mahmoud Reda, hoy un amable anciano de más de ochenta años, con el pelo plateado, sigue realizando giras e impartiendo talleres de danza por todo el mundo.

Si, indudablemente, Egipto tiene un papel protagonista en la escena de la danza, ¿qué papel desempeña Turquía? En Turquía los romaníes (gitanos) tuvieron una gran influencia en el desarrollo de la Danza del Vientre. Los romaníes eran originarios de la India y absorbieron y adaptaron el estilo de música y baile de todos los países que recorrieron. Sus geniales músicos, que nunca seguían las reglas, continuamente cambiaban el sonido de la música turca, adaptando los estilos otomanos clásicos y los ritmos populares tradicionales turcos, al tiempo que las mujeres mezclaban la Danza del Vientre con sus largas faldas, sus brincos, sus vueltas y su atractivo natural y tosco; y así nació el estilo turco romaní.

El imperio otomano duró varios siglos y se extendió por distintos países, desde los Balcanes en Europa oriental hasta el Yemen, Irak, Siria y parte del norte de África, incluido Egipto. Los artistas que actuaban ante los sultanes otomanos y sus cortes eran sobre todo judíos, músicos romaníes y muchachos bailarines turcos vestidos de mujer. Los romaníes extendieron su estilo musical y sus movimientos de Danza del Vientre a

Bulgaria, Grecia, la antigua Yugoslavia e incluso a Rumania. Las bailarinas que mejor tocan los crótalos son turcas. Muchos consideran que yo toco bien los crótalos, pero cuando pasé un tiempo con romaníes en Turquía, me sentí como una principiante.

En la década de 1990, las canciones "arabescas" –canciones pop egipcias cantadas en árabe, con un ritmo marcado e instrumentación moderna– causaron furor en Turquía. Casi todas las bailarinas del vientre empezaron a actuar al ritmo de música arabesca que se escuchaba en todas partes; en autobuses, restaurantes, tiendas, y demás. Los más grandes éxitos para Danza del Vientre se encontraban en una serie de CD llamados *mezdeke*, recopilaciones de canciones pop egipcias. Al final el gobierno turco intervino y decretó que, como se estaba perdiendo la cultura tradicional turca, las bailarinas del vientre no podían actuar con música cantada en árabe. Muchas de las bandas de música empezaron a tocar composiciones propias de estilo árabe; pero sin palabras. Los músicos turcos tienen una rara habilidad para dar su toque personal a la música árabe y hacerla divertida, impredecible y rebosante de espíritu turco.

La célebre cantante pop colombiana, Shakira, que incorpora movimientos de Danza del Vientre a su rock latino, goza de una popularidad que se ha extendido por todo el mundo. Un montón de chicas jóvenes imitan su estilo, según pude comprobar cuando visité a unas familias romaníes turcas en 2002. A las madres no les hacía gracia que sus hijas imitaran el estilo de Shakira en lugar del suyo propio.

El Líbano también ha contribuido con sus aportaciones a la Danza del Vientre. La afamada bailarina Nadia Gamal fue muy popular en las décadas de 1960 y 1970. Tenía un estilo propio, rápido y femenino. Líbano, con su vida nocturna elegante y moderna y su estupenda cocina, se avino a popularizar la Danza del Vientre. Lamentablemente, el estallido de la guerra civil arrinconó las bellas artes. Los últimos diez años han visto resurgir la industria de la danza y de la música en el Líbano. Las bailarinas son más delgadas, más acordes con el ideal de belleza occidental. Llevan zapatos de tacón alto e incorporan pasos de jazz creando una Danza del Vientre personal y llena de inventiva, con influencias egipcias, turcas y americanas.

La Nueva Era y el Estilo Tribal Americano de Danza del Vientre

La Danza del Vientre es contagiosa y se extiende rápidamente. Mujeres de todo el mundo se identifican con ella, y con los años las ha metamorfoseado en formas nuevas. Una de ellas, que forma parte del movimiento Nueva Era, es conocida como la Danza de la Diosa. Los movimientos lentos y los velos que acompañan a la Danza del Vientre se adecuan bien a la música de meditación de la Nueva Era y muchas americanas se dedican a promover este estilo de danza.

Otro estilo típicamente americano es el llamado Tribal Americano. Subraya el aspecto exótico, a la manera de los pintores orientalistas del siglo XIX, que en su mayoría no habían pisado Oriente Medio. El estilo Tribal Americano se inició en San Francisco en la década de 1960, gracias a la bailarina americana Jamila Salimpour. Jamila, que encabezó la Danza del Vientre en la Costa oeste de Estados Unidos, se dedicó a investigar sobre bailes, música y vestuario de Oriente Medio y de África del Norte. Escribió varios libros y artículos, clasificó y puso nombre a muchos pasos, nombres que hoy en día aún se utilizan, montó una escuela, también una sala de fiestas y formó un grupo de danza llamado Bal Anat.

Cuando empecé a bailar la Danza del Vientre en Seattle, en 1976, el estilo que primaba era el tribal de Jamila. Se podría creer que ese estilo procede realmente de una tribu real, pero se trata, de hecho, de una "tribu" híbrida, nacida en EE.UU.. Jamila fusionó bailes y trajes de diversos países de Oriente Medio y del Norte de África, y de distintos periodos de su historia. Por ejemplo, una bailarina tribal americana puede llevar un atuendo del periodo otomano de Egipto: una capa sobre un corpiño adornado con monedas y bombachos, combinado con joyas afganas y tatuajes faciales argelinos pintados con delineador de ojos. Otra quizá lleve un traje tunecino, para bailar un repertorio que combine la Danza del Vientre con folclore turco, tunecino, libanés y egipcio.

Jamila creó también la danza del sable a partir de un cuadro de una bailarina egipcia del siglo XIX que bailaba ante unos soldados llevando uno de sus sables en equilibrio sobre la

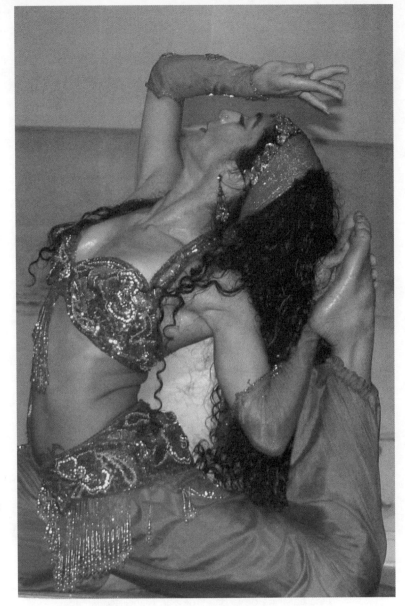

cabeza. Actualmente la Danza del Sable forma parte de la Danza del Vientre en Estados Unidos, Asia, Australia, Europa y Sudamérica, trascendiendo sus orígenes tribales americanos. Yo bailo habitualmente con uno o más sables ante un público de Oriente Medio que sabe que no es propio de sus países, pero que les encanta igualmente.

A principios de los años 1990, una bailarina brasileña, Giselle Bomentre, marchó a Líbano a probar fortuna. Me escribió pidiéndome permiso para bailar con sable en el Líbano, creyendo que yo había inventado la Danza del Sable ya que yo era la primera persona que ella había visto interpretarla en Brasil en los años ochenta. Le expliqué que era común en Estados Unidos y que yo no tenía ningún derecho sobre esa modalidad. Giselle se convirtió en estrella en Oriente Medio y permaneció allí diez años, actuando en televisión y en hoteles de todo el Golfo Arábigo, desarrollando un estilo propio, muy distinto del Tribal americano donde había nacido la Danza del Sable. Le hacían los trajes en el Líbano, con faldas de vuelo en chiffon, corpiños y cinturones recubiertos de pedrería y zapatos de tacón alto, y utilizaba el sable haciendo el spagat e incorporando pasos de ballet.

El Estilo Tribal Americano siguió predominando en la Costa oeste hasta que las bailarinas conocieron mejor el estilo egipcio gracias a los vídeos de Danza del Vientre. Muchas se sintieron cautivadas por este estilo nuevo y por la refinada técnica de Souhair Zaki y de Nagwa Fouad, y cambiaron su forma de bailar. En los años ochenta, el Estilo Tribal Americano se veía sobre todo en el área de San Francisco. Jamila Salimpour delegó su papel de maestra en su hija Suhaila, de catorce años, que sigue siendo una de las más destacadas maestras de Danza del Vientre del país. Suhaila viajó a Egipto y el Líbano, aprendiendo y actuando, y al mismo tiempo estudió todos los estilos de baile occidentales, incluida danza moderna y jazz. Tomó un rumbo distinto al de su madre y exploró las múltiples opciones nuevas que se le ofrecían. Años más tarde, el Estilo Tribal Americano conoció un nuevo auge y actualmente crece su popularidad a pasos agigantados. Recientemente Jamila Salimpour ha reiniciado sus enseñanzas.

Una bailarina de la Bahía de San Francisco, llamada Carolena Nericcio, formó un grupo llamado Fat Chance Belly Dance, con ribetes feministas, ataviado con faldas negras de gitanas hindúes, cholis (corpiños indios cortos), grandes turbantes con rosas y joyas afganas y luciendo tatuajes auténticos en el vientre. Utilizaban música con un marcado sonido étnico, como la nubia, la saudí y otros sonidos populares, y combinaban posturas orientales con las del flamenco, con "el rodillo" (belly roll), y el "temblor" de vientre (stomach flutter), crótalos, danzas en grupo y expresiones intensas.

Las danzas de Carolena eran tan místicas y cautivadoras que su grupo tuvo muchos seguidores. Tenía una gran visión comercial y distribuía vídeos de enseñanza, música, patrones de costura y un sinfín de productos relacionados con su personal visión del Estilo Tribal Americano de la Danza del Vientre. A lo largo y ancho de Estados Unidos, en ciudades grandes y pequeñas, las espectadoras de los vídeos de Fat Chance Belly Dance seguían sus cursos paso a paso. Surgieron como setas grupos de danza calcados de la Fat Chance Belly Dance en los lugares más insospechados, desde los Apalaches hasta Alaska.

En la actualidad existen festivales del Tribal Americano y el estilo se introdujo en las Ferias Medievales y Renacentistas. Gracias a la red de distribución del Tribal Americano, siguen surgiendo nuevas artistas aficionadas a él que lo adoptan como propio y lo respetan como una rama importante de la Danza del Vientre al tiempo que le imprimen aires nuevos, individuales y artísticos, en una fusión sin precedentes.

Subcultura de la Danza del Vientre

La Danza del Vientre crea adicción. Llega un momento en que no se puede estar un día entero sin ondular. Se echa de menos… los músculos notan la falta de movimiento. Se sabe que se está enganchado cuando todos los CD del coche son de música para Danza del Vientre. Al practicar el baile se consolida una relación con esa comunidad escasamente conocida de mujeres de todo el mundo y de todos los tiempos que comparten una misma pasión por esta danza.

Con el tiempo muchas de tus amigas resultarán ser las personas que hayas conocido en las clases de danza. Es una camaradería que abarca a las mujeres a las que se conoce en clases, festivales, y en los encuentros de danza en sus localidades y en todos los países del mundo.

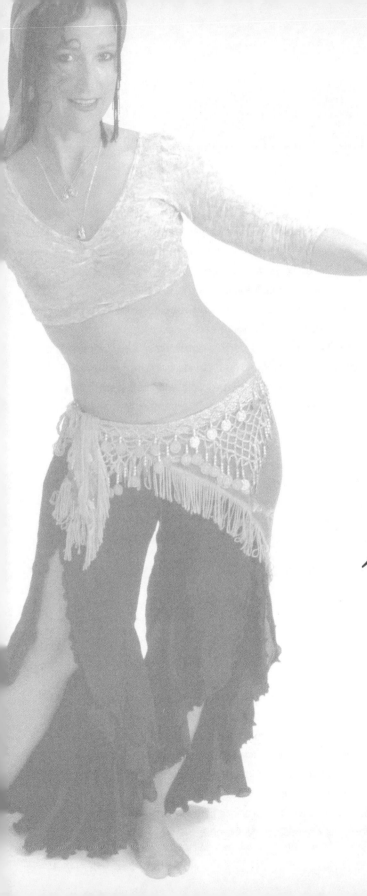

Plan de prácticas

Fundamentos

Importancia de la postura

Bailar la Danza del Vientre con una mala postura es como ver un cuadro precioso con el marco roto o tocar un saxofón torcido. Por maravillosos que sean los movimientos, no se pueden realizar bien si la postura del cuerpo no es la correcta.

Si tuviera que elegir entre ver a una persona realizar docenas de movimientos estupendos con una mala postura o unos cuantos movimientos sencillos con buena postura, optaría por la sencillez.

Una buena postura facilita la realización de los movimientos de la Danza del Vientre. La danza requiere el aislamiento o la disociación, es decir, separar cada parte del cuerpo. La única manera de lograrlo es con relajación, manteniendo la columna vertebral estirada al máximo. De este modo se dispone de más espacio para moverse y se está mejor colocada para realizar los movimientos.

La Danza del Vientre puede ser una terapia excelente para la espalda, pero sólo si la postura es buena. Si se rebaja o se arquea la columna se están forzando los músculos y surgen dolores de espalda.

La postura óptima para la Danza del Vientre (y para todo, sin duda) es con los hombros echados hacia atrás, el pecho levantado y ligeramente adelantado, la barbilla alta, la tripa metida y las caderas bajas. Uno de los principales beneficios de la Danza del Vientre es que mejora la postura, lo que es bueno para ti tanto por dentro como por fuera.

Prueba a observarte en un espejo mientras practicas (adoptando) distintas posturas: con los hombros caídos, con la espalda encorvada y luego con la postura de la Danza del Vientre. Observa qué aspecto tienes con cada una y nota la sensación que produce por dentro.

Corregir la postura es uno de los logros más difíciles de alcanzar, pero que nadie se desanime. Una vez te des cuenta de lo beneficioso que resulta el cambio, y de cómo mejora el aspecto y la sensación cuando se yergue el cuerpo, puedes aplicarlo a la vida cotidiana. La toma de conciencia de la postura facilita el cambio.

La actitud corporal dice mucho de la persona, de cómo se ve y de cómo se siente. Un porte encorvado proyecta una imagen de falta de energía y de baja autoestima. Si se adopta la postura de la Danza del Vientre en la vida diaria, se consigue mayor energía y flexibilidad y se proyecta una imagen de autoconfianza. También la postura te hace parecer más alta, mejor proporcionada y consigue que hasta la ropa te siente mejor.

Así que anímate. Levanta el pecho, mete la tripa y sal al mundo con aspecto renovado. Pronto se convertirá en un hábito. No hay por qué esperar a practicar o a asistir a clase para ir erguida.

La relajación es la clave

Cuando se piensa en la feminidad ¿qué es lo que viene a la mente? Seguramente lo primero es la suavidad, pero "suave" no significa débil. Ser suave, segura en sí misma, cómoda, moverse con fluidez y gracia, todo eso se consigue con una sola cosa: relajación.

El concepto occidental de "alta energía" suele implicar tensión y movimientos fuertes y bruscos. Pero ese concepto no sirve para la Danza del Vientre que procede de la escuela de pensamiento oriental. Esto significa: estirarse, relajar la tensión y sumergirse en la música en lugar de imponerse a ella. Dicho de otro modo: se trata de saber fluir.

Hasta hace poco las bailarinas actuaban con música en vivo. La mayoría de los músicos de Oriente Medio recurren mucho a la improvisación. Aunque disponen de un gran repertorio de canciones fijas, nunca tocan dos veces igual una misma melodía. Lo mismo que los músicos de jazz, improvisan, y para ello tienen que estar en sintonía unos con otros, y con el ambiente de la noche, y tienen que saber dejarse llevar. Para eso deben estar relajados. La bailarina debe formar un todo con los músicos, y eso también exige relajación.

Aunque hoy se suele utilizar música grabada, la Danza del Vientre es, tradicionalmente, una forma de arte de improvisación, y responde a la gente y al espacio (o a la falta de él) en que se interpreta. Hay que bailar en el momento y eso también requiere relajación.

La relajación es igualmente terapéutica; como una meditación en movimiento. La vida moderna es estresante y afecta a nuestro organismo, causando diversas enfermedades. La tensión muscular provoca dolores de espalda y de pecho, problemas de hombros, de cuello y de manos. Hacer hincapié en la relajación mientras practicas la Danza del Vientre te procurará sensación de bienestar y evitará trastornos y lesiones.

Los movimientos de la Danza del Vientre requieren mucha fuerza y flexibilidad, pero, para que resulten armoniosos, se deben realizar de forma relajada. Hay que dejar que el movimiento suceda, no "provocarlo". Una de las razones de que se tarde en aprender la Danza del Vientre es que hay que dejar de ser occidental hiperactiva y tensa y relajarse, dejándose llevar por los movimientos suaves, fluidos y femeninos que fluyen de la música oriental de raíces ancestrales.

Eso no se consigue de la noche a la mañana. Hay que dar tiempo para que la danza se convierta en algo natural al cuerpo.

Cuando se realiza un deslizamiento de cabeza, parece tan difícil hasta que te das cuenta de qué es lo que lo impide: los músculos tensos en la parte posterior del cuello. Cuando se libera esa tensión, la cabeza se desliza de modo natural. Ese mismo principio es aplicable a muchos movimientos, según descubrirás en las lecciones de este libro.

Conecta con la tierra

Conectar con la tierra es una manera de utilizar la energía y el peso del cuerpo.

Hay que tener en cuenta que antaño las mujeres bailaban descalzas, quizá sobre la arena o sobre esteras o alfombras tejidas a mano, dentro de las tiendas. Su energía estaba en contacto con la tierra.

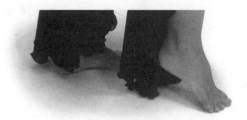

Al estar de pie o marcar un paso de baile, observa cómo se colocan los pies. Si uno de los talones está despegado del suelo es por alguna razón, no es accidental. Muchos movimientos requieren tener los dos talones apoyados en el suelo. Si se levanta uno cuando no corresponde, el movimiento no saldrá bien.

Prueba a ponerte de pie con los dos pies en planta bien apoyados en el suelo. Siente el suelo con tus pies. ¿Dónde se apoya el peso del cuerpo, en el pulpejo o en los talones?

Ahora, traslada el peso del pulpejo a los talones y luego a la inversa, sin despegar los talones del suelo. Toma conciencia del contacto con el suelo. Aunque estés en un rascacielos hay imaginar la tierra ahí abajo y traspasar la energía por los talones a la tierra bajo ellos.

Sin levantar los pies, traslada el peso de un pie a otro, teniendo conciencia de la relación del cuerpo con el suelo. A esto le llamo conectar con la tierra.

Cuando estás conectada con la tierra, se centra la energía. Si no estás conectada con la tierra, la energía se disipa en el aire y quién sabe a dónde va. Desde luego, no a la danza.

Aunque estés de puntillas, debes poder sentir la gravedad de la tierra. Si se mantiene erguida la parte superior del cuerpo o si se eleva la mirada al cielo, puedes mantener el contacto con la tierra de cintura para abajo.

Al mover los pies no hay necesidad de pisar fuerte. Siempre se debe avanzar con gracia, sin patear. Hay que dejarse llevar y hundirse un poquito a cada paso, como si se bailara sobre arena caliente.

Los círculos de cadera requieren mantener los pies en planta bien apoyados en el suelo. Es imperativo marcar el Ocho horizontal natural con las caderas sin perder el contacto con la tierra, utilizando las rodillas para hundirse. En el Ocho horizontal reverso se levanta un talón y luego el otro, pero comprobando siempre que los dos talones vuelven a quedar apoyados, conectándote con la tierra, antes de levantar el otro talón.

En el Paso en V, coloca siempre los pies en planta al cruzarlos porque si no se impide el movimiento y no sabrás cómo continuar.

Éstos son algunos ejemplos de la importancia de mantener el contacto con la tierra. En todos los movimientos que enseño en este libro hay que observar dónde tengo los pies y cómo se distribuye el peso.

No hay que preocuparse por analizar lo leído hasta ahora. Baste recordarlo al practicar los ejercicios del libro y volver a leer los consejos anteriores al cabo de unas cuantas sesiones.

Arriba el pecho

La energía atrae los pies y el cuerpo inferior hacia la tierra y entonces se debe permanecer lo más erguido posible y levantar el pecho. En ese momento se utiliza la energía etérea, que no es contraria a la terrena de la que se hablaba en el párrafo anterior.

Imagina que pendes de una cuerda que tienes en lo alto de la cabeza y que tira de ti sin que tus pies se despeguen del suelo. Los hombros se mantienen bajos, pero se estira el cuello. Al echar los hombros ligeramente hacia atrás, se abre el pecho. Es como abrir el corazón; dejando que penetre el sol en él.

Levanta el pecho, alargando la cintura lo más posible e inspira profundamente. Con el pecho hacia arriba y hacia

delante deberías sentirte más ligera y más libre para realizar los movimientos de cadera que se desarrollan de cintura para abajo, como si el cuerpo superior estuviera aislado. Los brazos se notan más sueltos y sus movimientos resultan más gráciles y suaves.

Levantando el pecho el cuerpo parece más alto y esbelto, lo que anima a meter la tripa. A veces una bailarina bajita, cuando actúa, parece crecer y a todos les resulta alta, pero es porque levanta el pecho.

De pie ante el espejo, con una postura normal, levanta el pecho y la barbilla y echa los hombros hacia atrás, metiendo el estómago. Observa cómo cambia tu aspecto.

Ahora, percibe la diferencia en cómo se siente una.

Por último, al levantar el pecho, no hay que olvidar la respiración. Inspira profundamente varias veces, tratando de equilibrar la energía terrena con la energía etérea. Siente el suelo bajo los pies. Nota cómo se estira la columna y se ensancha el pecho. Esa sensación es la base sobre la que debes trabajar al aprender la Danza del Vientre.

Se dice que unas bailarinas son terrenales y otras etéreas. Son cualidades que dependen de la personalidad de cada una, pero se pueden conseguir con la práctica; y aunar lo mejor de ambos mundos.

Combinaciones y coreografía

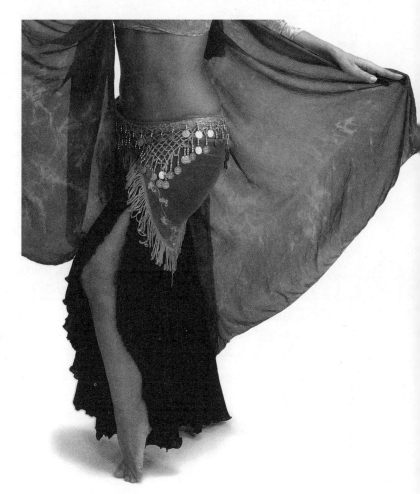

La Danza del Vientre no es un arte rígido basado en una coreografía o en una técnica limitada. Cuando se han aprendido los movimientos básicos, se intenta siempre mejorar la técnica como instrumento de expresión de la individualidad. La coreografía se utiliza en las actuaciones, sobre todo en aquellas que incluyen a más bailarinas; aunque las coreografías son habituales en Egipto y el Líbano, son un concepto occidental, no tradicional, que se añadió a la Danza del Vientre en el siglo XX.

La improvisación es típica de la Danza del Vientre. En una actuación en vivo es frecuente que los músicos interpreten un tema tradicional pero introduzcan variaciones improvisadas, como en el jazz. La danzarina también improvisa. Unas veces la siguen los músicos; otras veces es ella quien sigue la música. Es un intercambio de energía.

Una representación de baile es como escribir una historia, con una introducción, un desarrollo y un final. Los movimientos de entrada siguen unas pautas fijas, con andares suaves, giros y pasos de chassé acompañados del velo. La parte central puede ser lo que quieran la bailarina, los músicos y el público. El final es, también, sencillo y discreto e incluye andares, el chassé y giros.

En cuanto te sientas cómoda con los movimientos individuales, prueba a combinarlos en secuencias "fáciles" siguiendo la tabla de la página 40. Repite una misma secuencia de movimientos a lo largo de una canción. En las semanas siguientes, conforme vayas aprendiendo nuevos movimientos, puedes pasar a combinaciones "intermedias" y "difíciles". Cuando sepas enlazar los movimientos unos con otros, puedes dejar correr la imaginación e inventar combinaciones propias.

	MÚSICA LENTA	SOLO DE PERCUSIÓN	MÚSICA DE TEMPO MEDIO
COMBINACIONES FÁCILES	1. Dos veces brazos del amanecer en cuatro tiempos. 2. Cuatro rotaciones de hombros. DIDI. 3. Cuatro balanceos de pecho: DIDI. 4. Dos círculos medianos de cadera en dos tiempos a la derecha, dos a la izquierda.	1. Shimmy de cadera en cuatro tiempos. 2. Twist de cadera en cuatro tiempos. 3. Shimmy de hombros en cuatro tiempos. 4. Shimmy de cadera de puntillas, en cuatro tiempos.	1. Cuatro egipcios básicos, empezando a la derecha. 2. Cuatro pasos en V, empezando por cruzar hacia delante el pie izquierdo. 3. Cuatro pasos de tijera con la izquierda y cuatro con la derecha. 4. Cuatro pasos arrastrados hacia la izquierda, cuatro hacia la derecha.
COMBINACIONES INTERMEDIAS	1. Dos círculos de pecho en dos tiempos hacia la izquierda, dos hacia la derecha. 2. Cuatro brazos del amanecer en cuatro tiempos con cuatro rotaciones de manos. Repetir cuatro floreos de manos con brazos del anochecer. 3. Cruce de muñecas a la altura del pecho y cuatro deslizamientos de cabeza.	1. Cuatro drops de cadera con la derecha, volver a la planta, y twist de las dos caderas, cuatro tiempos. 2. Cuatro twist de cadera en media punta del pie izquierdo, volver a la planta y shimmy de cadera, cuatro tiempos. 3. Cuatro twists de cadera con la derecha sobre la punta del pie derecho. 4. Avanzar en cuatro tiempos con el shimmy de hombros.	1. Cuatro drops-estiro hacia la derecha. Cuatro medias lunas con la derecha. 2. Cuatro drops-estiro hacia la izquierda. Cuatro medias lunas con la izquierda. 3. Cuatro Suzy Q: DIDI. 4. Caminar hacia delante: 1-2-3 palmada. Caminar hacia atrás: 1-2-3 palmada.
COMBINACIONES DIFÍCILES	1. Cuatro tiempos de ochos horizontales reversos: DIDI. 2. Cuatro tiempos de ochos horizontales naturales: IDID. 3. Cuatro tiempos de Ochos verticales reversos: DIDI. 4. Cuatro tiempos de ochos verticales hacia fuera: IDID. 5. Cuatro pasos hacia delante con ondulaciones (ocho tiempos). 6. Cuatro pasos hacia atrás con ondulaciones (ocho tiempos). 7. Una ondulación de torso (dos tiempos), círculo de pecho D (dos tiempos). 8. Una ondulación de torso (dos tiempos), círculo de pecho I (dos tiempos).	1. Ocho shimmies en tres cuartos (empezando a la D). 2. Ocho shimmies argelinos (empezando a la D). 3. Cuatro shimmies en tres cuartos, luego cuatro shimmies argelinos (empezando a la D). 4. Cuatro shimmies de tres cuartos sin desplazarse y luego shimmies de hombros caminando hacia atrás.	1. Cuatro egipcios básicos hacia delante, empezando a la D. Cuatro drops-estiro cadera izquierda. 2. Suzy Q izquierda, dos Arrastrados a la D. Repetir Suzy Q a la D, arrastrados hacia la I. 3. Cuatro pasos de tijera con la derecha, mirando al frente, cuatro pasos de tijera con la izquierda, mirando a la derecha. Repetir con la derecha, mirando atrás. Repetir con la izquierda, mirando a la izquierda. 4. Cuatro arabescos desplazándose hacia delante, paso con pie derecho, patada izquierda, caminar ID. Repetir empezando con la izquierda, empezando con la derecha y empezando con la izquierda.

Recomiendo practicar los ejercicios durante una hora diaria, cuatro o cinco veces por semana. La estructura básica de las sesiones de ejercicios deberá empezar por un calentamiento, utilizando los estiramientos indicados en el libro, seguido de movimientos lentos hasta un total de 20 a 30 minutos.

Después, subir el nivel de energía practicando los shimmies al son de la música de percusión durante unos 10 minutos y luego pasar a una música de tempo medio con ritmo regular pero fuerte durante unos 20 minutos, añadiendo una o dos canciones con ritmos, tempos y acentos variados para que suponga un reto musical.

Poner luego una música lenta para relajarse mientras se baila con velo. Ver el apartado "Hacer tu propia selección de música", expuesto anteriormente, para crear una mezcla personal de temas.

La tabla de la página 42 presenta un programa razonable para practicar los movimientos básicos. La secuencia y el programa también sirven para profesoras que impartan clases a principiantes. Repetir los mismos movimientos cada día de prácticas durante una semana.

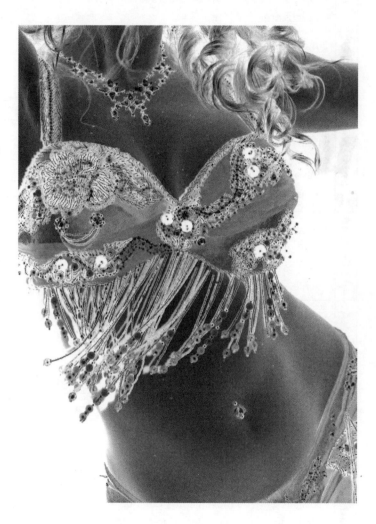

MOVIMIENTOS

1.ª SEMANA	• Calentamiento • Estiramientos (música lenta) • Balanceos, contracciones y rotaciones (música lenta) • Shimmies: caderas, hombros, twists y shimmies de puntillas (solo de percusión) • Drops de cadera simple, cadera arriba y twists (solo de percusión)	• Básico egipcio, paso en V, paso de tijera, paso arrastrado y Suzy Q (música de tempo medio) • Experimentar con la improvisación (canciones de ritmo variado) • *Optativo*: simples y dobles de crótalos (música de tempo medio) • Estiramientos de relajación (música lenta)
2.ª SEMANA	• Realizar todos los movimientos de la **1.ª semana** y añadir: • Ondulaciones sin andar (música lenta)	• Drop-estiro y media luna (música de tempo medio)
3.ª SEMANA	• Realizar todos los movimientos de la **1.ª y 2.ª semanas** y añadir: • Pasos hacia delante y hacia atrás con ondulaciones (música lenta)	• Paso-junto-paso (música tempo medio) • *Optativo*: triples de crótalos (sin música, solo para practicar lentamente DID) • Velo (música lenta al final)
4.ª SEMANA	• Realizar todos los movimientos de las **semanas 1 a 3** y añadir: • Ochos horizontales: reversos y naturales (música lenta)	• *Optativo*: cuádruples de crótalos (música de tempo medio)
5.ª SEMANA	• Realizar todos los movimientos de las **semanas 1 a 4** y añadir: • Ochos verticales: reversos, luego naturales (música lenta)	• Vueltas en el sitio y desplazándose (música de tempo medio) • Arabescos (música de tempo medio)
6.ª SEMANA	• Realizar los movimientos de las **semanas 1 a 5** y añadir:	• Shimmies en tres cuartos (música de tempo medio) • Shimmies argelinos (música de tempo medio)
7.ª SEMANA	Proseguir con los movimientos de la **6.ª semana.** Si se ha practicado con los crótalos, añadir los ritmos baladi y	malfuf. Escuchar distintas canciones y tratar de captar esos ritmos en la música
8.ª SEMANA	Proseguir con los movimientos de las **semanas 6 y 7**	• Añadir ejercicios de suelo (música lenta)

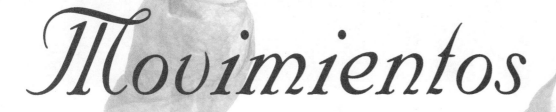

Movimientos

Calentamiento

Antes de bailar es preciso calentar siempre la espalda y el cuello y estirar los músculos laterales. Estiramientos hacia arriba y hacia los lados, arqueos y contracciones son el calentamiento ideal. Después del baile es aconsejable estirarse y enfriar. Se puede seguir la misma rutina de calentamiento para todas las sesiones de ejercicios.

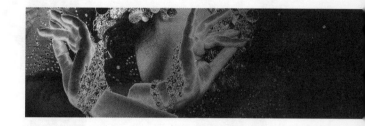

La suavidad es una de las

más hermosas cualidades

de la Danza del Vientre.

La mejor forma de

alcanzarla es mediante la

relajación y el estiramiento.

Estiramientos hacia arriba

Este movimiento alarga los músculos laterales de la cintura,
y te ayuda a alargar el cuerpo y a alcanzar mayor flexibilidad.

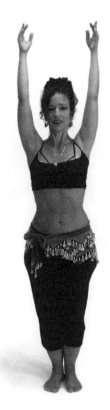 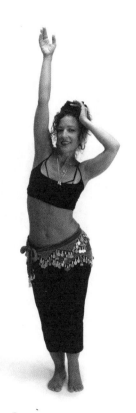 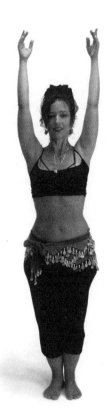 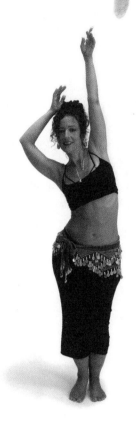

1 De pie, erguida, metiendo el estómago y levantando el pecho. Eleva los dos brazos hacia el techo.

2 Manteniendo rodillas y pies juntos, levanta el talón izquierdo, haciendo que se eleve la cadera izquierda. Lleva la mano izquierda a la cabeza, mientras continúas estirando el brazo derecho hacia el techo.

3 Vuelve a la posición centrada.

4 Manteniendo rodillas y pies juntos, levanta el talón derecho y la cadera derecha. Estira el brazo izquierdo hacia el techo, trayendo el derecho a la cabeza. Vuelve al centro.

Repite ambos lados alternativamente al menos 10 veces.

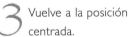
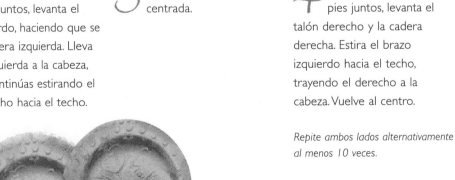

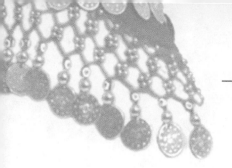

Estiramientos laterales

Este movimiento estira la cintura y también el cuello. El cuerpo inferior no debe moverse durante este ejercicio.

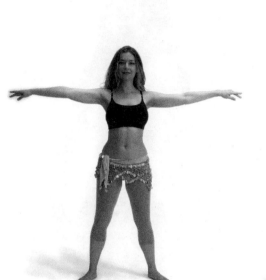

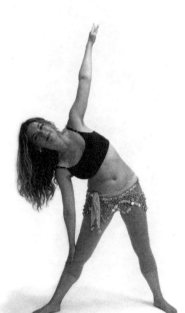

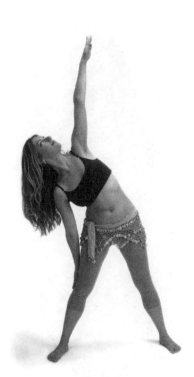

1 De pie, con los pies separados y bien apoyados en planta en el suelo, los brazos estirados hacia los lados.

2 Levanta el brazo izquierdo apuntando con la mano hacia el techo. Al mismo tiempo, inclina el cuerpo superior hacia la derecha hasta tocar la pantorrilla derecha con la mano.

3 Mira hacia el techo y luego hacia el suelo. *Vuelve al centro antes de realizar el movimiento con el lado izquierdo.*

Repite ambos lados alternativamente al menos 10 veces.

calentamiento

Arqueo/Contracción del torso

Este ejercicio relaja la tensión de la parte superior de la espalda, mejora la postura, y se utiliza en distintos movimientos de la danza.

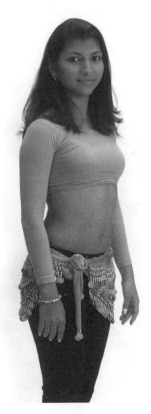 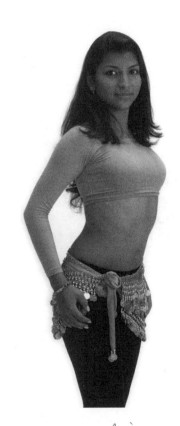 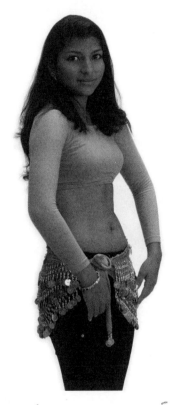

1 En posición erguida, con el estómago metido y las caderas también, con las plantas de los pies apoyadas en el suelo y los brazos relajados y caídos a los lados del cuerpo.

2 Saca el pecho, arqueando solamente la parte superior de la espalda, juntando los omoplatos. (Esto es un Arqueo.) El cuerpo inferior no debe moverse. Mantén los brazos quietos, las caderas y los glúteos metidos.

3 Hunde el pecho hacia dentro, empujándolo atrás y trayendo los hombros hacia delante. (Esto es una Contracción.) El cuerpo inferior no debe moverse. Mantén una vez más los brazos quietos y las caderas y los glúteos metidos.

Arquea y contrae alternativamente el torso al menos 10 veces, cuidando de aislar la zona del torso.

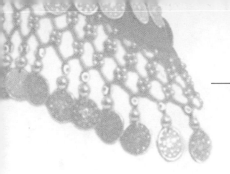

Arqueo/Contracción de la Pelvis

Este ejercicio fortalece el estómago, estira la parte inferior de la espalda, y se utiliza en muchos movimientos de la Danza del Vientre.

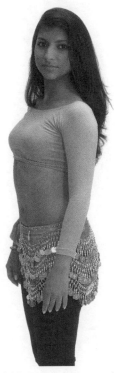

1 En posición totalmente erguida, con el estómago metido, sacando el pecho, con la cabeza arriba y los brazos relajados a lo largo del cuerpo.

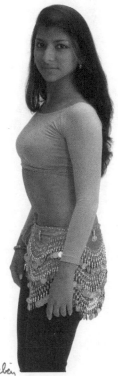

2 Empujando con los músculos del estómago hacia dentro, mete las caderas. Esto es una Contracción.

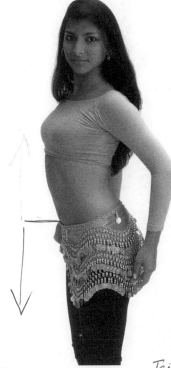

3 Moviendo solamente de la cintura hacia abajo, lleva la pelvis hacia atrás en un Arqueo, teniendo cuidado de no mover el cuerpo superior.

Contrae y arquea alternativamente la pelvis al menos 10 veces.

CONSEJO: Se puede realizar una Contracción más fuerte colocando la espalda contra una pared y empujando ésta con cada vértebra de la columna.

Estiramiento de cuello

Este movimiento ayuda a relajar la tensión y prepara los músculos para los movimientos de la danza relacionados con el cuello.

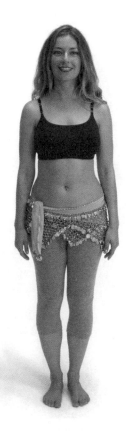 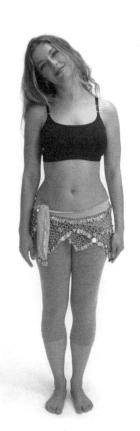 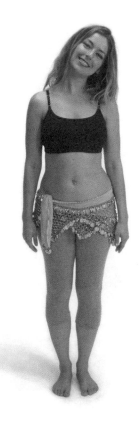

1 En posición erguida, con las plantas de los pies apoyadas en el suelo y los brazos relajados a lo largo del cuerpo.

2 Deja caer la cabeza hacia la derecha.

3 Vuelve con la cabeza a la posición erguida y luego déjala caer hacia la izquierda.

Alterna un lado y otro lentamente varias veces.

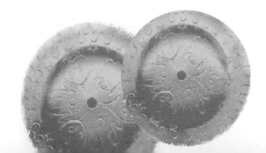

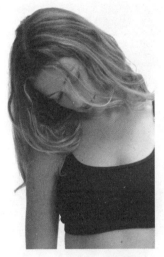 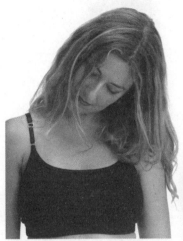 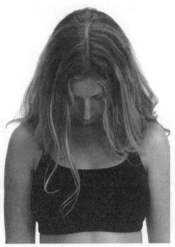 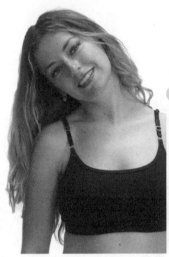

4 Trayendo la barbilla hacia el cuello, deja caer la cabeza hacia la derecha, y desde allí a la diagonal derecha. Mantén la postura.

5 Vuelve al centro, con la barbilla aún metida hacia el cuello y deja caer la cabeza hacia la izquierda, luego la diagonal izquierda y mantén la postura.

6 Vuelve al centro y deja caer la barbilla sobre la clavícula.

7 Alterna la cabeza en movimientos semicirculares, moviéndola hacia la derecha, la diagonal, el centro, la diagonal izquierda y la izquierda.
Invierte las direcciones.

Sigue hasta notar el cuello suelto y flexible.

Estiramiento de manos

Las manos retienen mucha tensión. En la Danza del Vientre es importante mover las manos con suavidad y fluidez, lo cual se logra mediante la relajación.

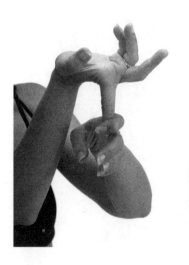 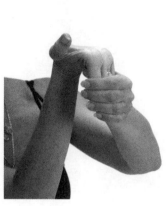 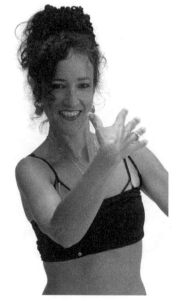 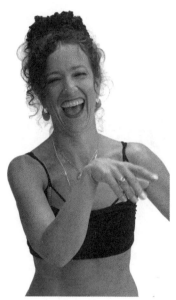

1 Con la palma de la mano derecha hacia arriba, agarra con la otra mano cada uno de los dedos y dóblalos hacia atrás, masajeándolos para eliminar la tensión.

2 Dobla todos los dedos al mismo tiempo hacia atrás.

3 Sacude la mano de un lado a otro.

4 Sacude la mano de arriba abajo.

Repite con la mano izquierda.

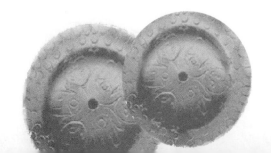

Abecedarios

Si se realiza este ejercicio diariamente, las caderas y el cuerpo superior adquieren mayor flexibilidad, y todos los movimientos que se aprendan resultarán más fáciles

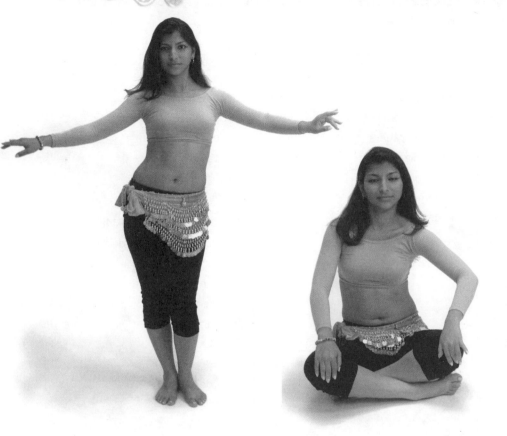

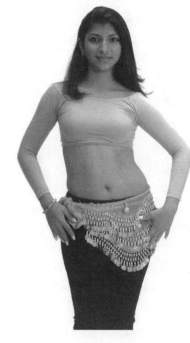

1 **Caderas:** imagina un lápiz centrado entre las caderas, escribe las letras del abecedario en minúscula y en cursiva, con movimientos adelante y atrás y laterales. Procura mantener inmóvil el cuerpo superior al hacerlo.

2 **Torso:** sentada en el suelo con las piernas cruzadas, imagina que el lápiz se extiende ahora desde el centro de tu torso. De nuevo, escribe las letras del abecedario en minúscula y en cursiva en el suelo con el lápiz imaginario, manteniendo la postura erguida.

3 A continuación, vuelve a escribir el abecedario con el torso, esta vez permaneciendo en pie.

calentamiento

53

Movimientos fundamentales

Los movimientos fundamentales son los ejercicios que forman parte de la Danza del Vientre. Éste es el vocabulario básico de los movimientos sobre los que se desarrollan casi todos los pasos de la Danza del Vientre.

Movimientos lentos

Música lenta con todos

Los movimientos lentos contribuyen a tonificar los músculos y a aumentar la flexibilidad. Son los que más músculos hacen trabajar de todos los movimientos de la Danza del Vientre porque son los más profundos –cuanto más despacio se realicen, mejor tonifican–. Una vez que se dominan los movimientos lentos es un placer hacerlos, por eso hay que practicar, practicar y practicar.

Los movimientos lentos se pueden dividir en las siguientes "familias": Balanceos, Rotaciones, Ondulaciones y Ochos.

Los **Balanceos** son movimientos laterales aislados y se pueden realizar con la cabeza (deslizamientos de cabeza), el torso y las caderas.

Las **Rotaciones** son los símbolos suaves del infinito y de la fluidez –sin aristas–. Se pueden realizar con los hombros, los brazos, las manos, el torso y las caderas.

Las **Ondulaciones** son el estiramiento máximo. Son movimientos como de olas que se realizan con la pelvis, el torso, los brazos y las manos. Esta serie de movimientos lentos y sostenidos hace trabajar en profundidad los músculos, tonificándolos, fortaleciéndolos y estirándolos.

Existen cuatro tipos de **Ochos:** *horizontales reversos, horizontales naturales, verticales hacia dentro* y *verticales hacia fuera.* Todos se realizan con las caderas. Los Ochos son muy expresivos, fluyen sin interrupción y estiran y tonifican los músculos de la cintura, afinándola. Los Ochos son aislados, por lo que sólo se mueve el cuerpo de cintura para abajo, mientras la parte superior del cuerpo se mantiene quieta y relajada.

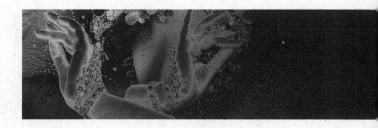

Los movimientos lentos son los más sensuales de la Danza del Vientre, y también son los más difíciles.

Deslizamiento de cabeza

Los deslizamientos de cabeza son estiramientos suaves, aislados y laterales del cuello, sin girarlo ni moverlo hacia delante o hacia atrás. Se introdujeron en la Danza del Vientre procedentes de Asia Central.

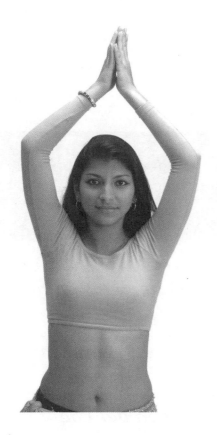
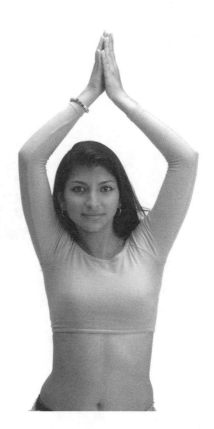
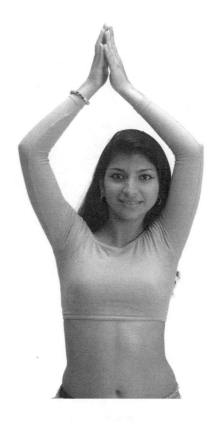

1 De pie y erguida –con el estómago metido, el pecho levantado y los hombros bajos–, levanta los brazos por encima de la cabeza y junta las palmas de las manos presionándolas. Mira al frente y comprueba que queda espacio suficiente entre los brazos y la cabeza.

2 Relaja todos los músculos de la parte posterior del cuello y desliza suavemente la cabeza hacia la derecha, con cuidado de no girarla ni inclinarla. Mantén la vista al frente.

3 Desliza la cabeza hacia la izquierda, sin dejar de mirar al frente.

Realiza 8 veces el Deslizamiento de cabeza en el sitio y luego 8 veces caminando hacia delante. Haz otros 8 en el sitio y otros 8 caminando hacia atrás.

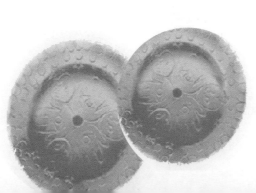

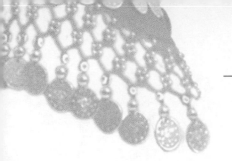

Balanceo de pecho

Los balanceos de pecho son movimientos laterales del pecho, suaves y aislados, que no afectan ni a los hombros ni a las caderas.

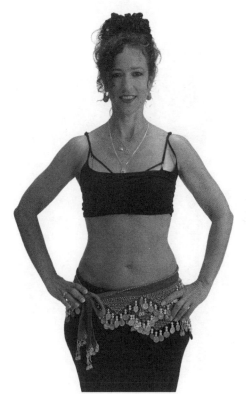

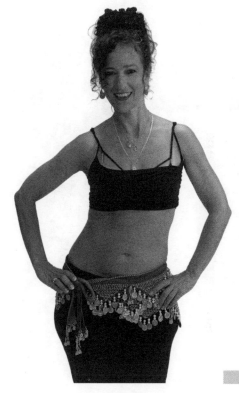

1 Levanta el pecho y manténlo ligeramente adelantado respecto a las caderas, con los hombros hacia atrás, el estómago contraído y los pies con toda la planta apoyada en el suelo.

2 Con las manos sobre las caderas, desliza el pecho hacia la derecha. Mantén los hombros relajados y sin moverlos.

3 Manteniendo las manos sobre las caderas y los hombros en la misma posición, desliza el pecho hacia la izquierda.

Realiza 8 Balanceos de pecho con las manos en las caderas. Luego, levanta despacio los brazos hacia los lados y haz otros 8 Balanceos. Por último, levanta los brazos hacia arriba y repite el Balanceo otras 8 veces.

CONSEJO: Al levantar los brazos se notan los distintos músculos que trabajan. Levanta los brazos lo máximo posible sin perder el Balanceo de pecho. Si se pierde el movimiento, baja un poco los brazos. Según se practica se irán levantando los brazos cada día un poco más.

balanceos

Balanceo de cadera

Los Balanceos de cadera son los más fáciles y naturales de la "familia" de balanceos. Estiran y tonifican la cintura.

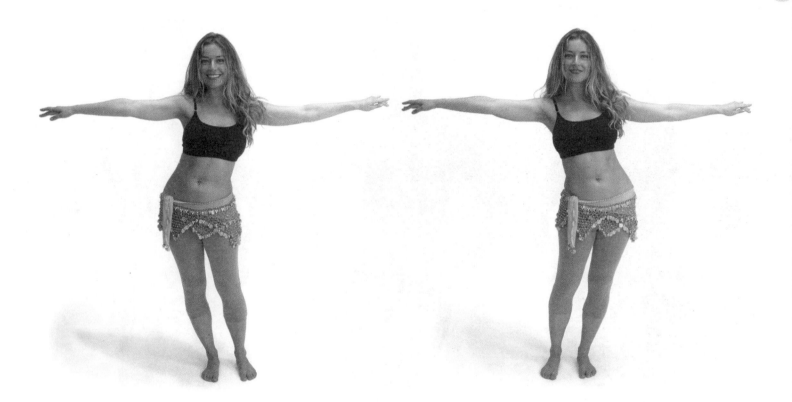

1 Con los pies separados unos 10 cm y las rodillas rectas pero relajadas, extiende los brazos hacia los lados. Notando el suelo bajo la planta de los pies, cambia el peso del cuerpo de un pie a otro, manteniendo una postura erguida. Si miras hacia abajo deberás ver el pecho pero no el estómago o la pelvis. Balancea ahora las caderas hacia la derecha sin doblar las rodillas.

2 Manteniendo la misma posición y postura, balancea las caderas hacia la izquierda.

Balancea las caderas a la derecha, izquierda, derecha, izquierda, ocho veces, manteniendo las rodillas rectas y sintiendo cómo el peso del cuerpo cambia de un pie a otro al realizar el Balanceo.

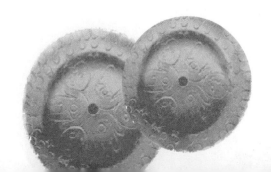

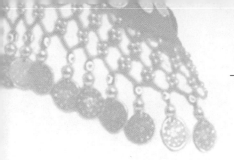

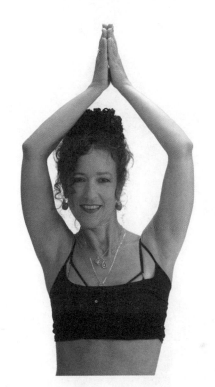

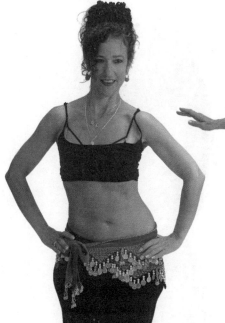

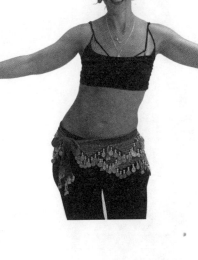

1 Con los brazos por encima de la cabeza, desliza la cabeza 8 veces.

2 Pon las manos sobre tus caderas y balancea el pecho 8 veces.

3 Extiende los brazos hacia los lados y balancea las caderas 8 veces.

Realiza luego cada balanceo —deslizamiento de cabeza, de pecho y de caderas— 4 veces más.

balanceos

Rotación de hombros

Estos movimientos en círculo relajan la tensión de los hombros y de la parte alta de la espalda.

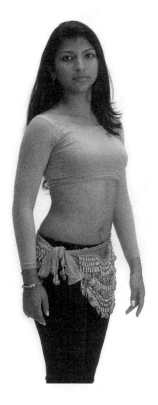 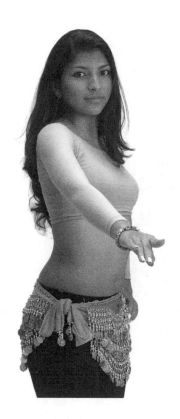 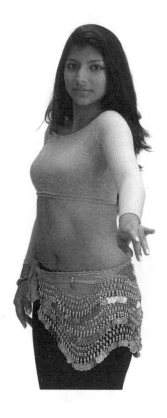

1 De pie en buena postura, con los pies juntos, el pecho levantado y ligeramente adelantado y el estómago metido, levanta la barbilla y mantén todos los músculos relajados.

2 Extiende el brazo derecho hacia un lado, ligeramente en diagonal. Adelanta el hombro derecho, levántalo, llévalo hacia atrás y luego hacia abajo, describiendo un círculo completo. *Repite este círculo 8 veces.*

3 Repite con el hombro izquierdo: hacia delante, arriba, hacia atrás y abajo. *Mueve en círculo el hombro izquierdo otras 8 veces.*

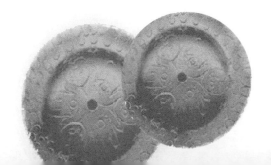

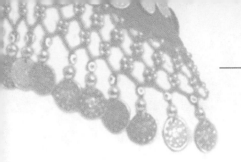

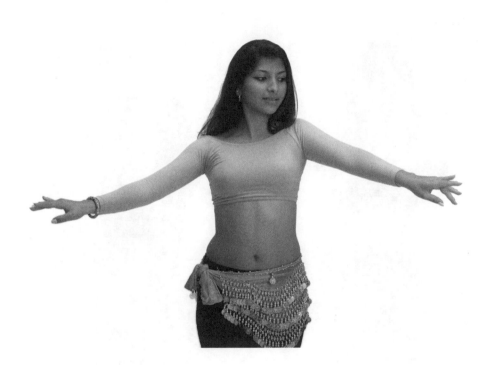

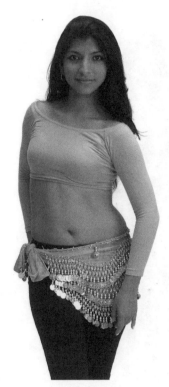

4 Mueve en círculo el hombro derecho y el izquierdo al mismo tiempo. El hombro derecho se mueve hacia delante cuando el izquierdo va hacia atrás, y el derecho va hacia abajo cuando el izquierdo va hacia arriba. El izquierdo hacia delante y el derecho hacia atrás, el izquierdo hacia abajo y el derecho hacia arriba. *Repite 16 veces estas Rotaciones de hombros.*

En movimiento

Caminar al tiempo que rotas los hombros es un movimiento felino muy bello. Al avanzar con el pie izquierdo, rota el hombro derecho; luego, al avanzar con el pie derecho, rota el hombro izquierdo. Comprueba que al dar el paso al frente apoyas toda la planta del pie. (Si tienes gato, observa cómo camina. Siempre avanza con la pata trasera contraria al hombro que mueve, en un equilibrio perfecto.)

Brazos del amanecer

ROTACIÓN DE BRAZOS

Estos movimientos, conocidos como Brazos del amanecer y del anochecer, estiran y alargan la cintura y los brazos.

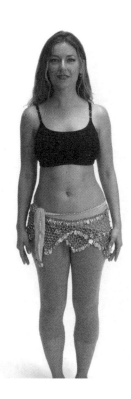

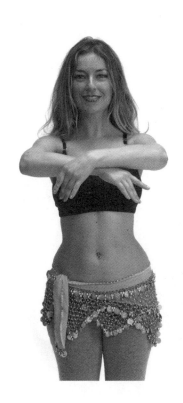

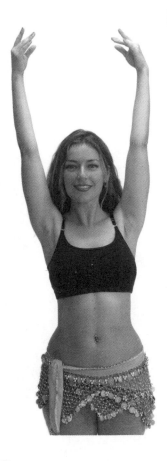

1 De pie, erguida, con el estómago contraído y levantando el pecho, mantén los hombros bajos y relajados y los brazos caídos a lo largo del cuerpo.

2 Levanta los codos, cruza las muñecas y levanta los brazos a la altura del pecho.

3 Sigue tirando de los codos, y después de las muñecas para levantar los brazos y ponerlos rectos por encima de la cabeza. Cuando estén estirados los brazos, y manteniendo los hombros bajos, estira el cuerpo alargando la cintura.

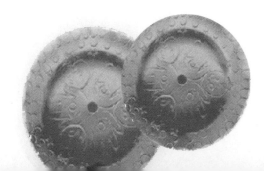

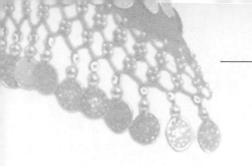

En movimiento

Da un paso para cada Amanecer completo; repite 4 veces.

Después, intenta hacerlo dando dos pasos para cada Amanecer completo: un paso con el pie derecho al levantar los brazos y luego un paso con el pie izquierdo al bajarlos. Repite 4 veces esta variación.

Cuatro pasos para cada Amanecer: paso con el pie derecho al elevar los brazos al centro; paso con el pie izquierdo al levantar los brazos arriba; paso con el derecho al extender los brazos a los lados, y paso con el izquierdo al bajar los brazos. Hazlo 8 veces, dividiendo siempre el movimiento en cuatro partes iguales para acompasarlas con los cuatro pasos. Con la práctica, trabaja para que los brazos del Amanecer fluyan, sin perder los cuatro tiempos pero sin marcar pausas en cada uno.

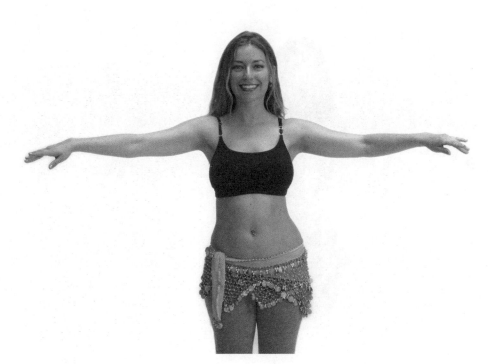

4 Baja los brazos extendidos por los lados, sin doblarlos, y llévalos a la altura de los hombros. Después, bájalos a cada lado de las caderas.

Repite 8 veces y luego intenta hacerlo andando hacia delante (ver "En movimiento").

rotaciones

Brazos del Anochecer

ROTACIONES DE BRAZOS

Este movimiento es el opuesto del de brazos del Amanecer. Es muy común en la rutina de la Danza del Vientre.

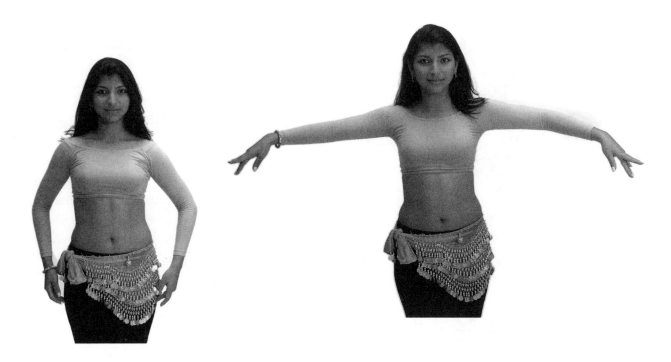

1 En pie, erguida, metiendo el estómago y levantando el pecho, mantén los hombros bajos y relajados y empieza con los brazos abajo.

2 Empezando por los codos, levanta los brazos lateralmente, ligeramente por debajo de la altura de los hombros.

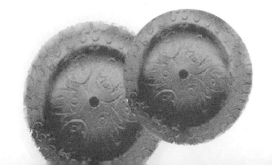

En movimiento

Prueba a andar hacia atrás: da un paso atrás por cada círculo completo del Anochecer. Repite 4 veces. Ahora, trata de hacerlo con dos pasos. Empezando con los brazos abajo, da un paso atrás con el pie derecho y levanta los brazos por los laterales hasta ponerlos arriba de la cabeza. Da un paso atrás con el pie izquierdo y baja los brazos, cruzándolos por delante del pecho y bájalos. Repite 4 veces.

Da ahora cuatro pasos para cada Anochecer. Da un paso atrás con el pie derecho al elevar los brazos por los laterales, luego con el pie izquierdo al elevar los brazos sobre la cabeza; paso con el derecho al cruzar los brazos por delante del pecho, y paso con el pie izquierdo al bajar los brazos. Repite 8 veces esta rotación de brazos del Anochecer con cuatro pasos.

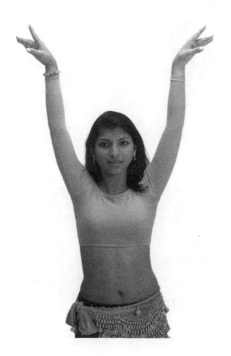

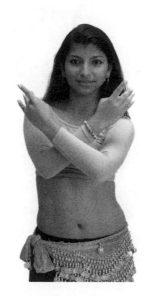

3 Sigue elevando los codos, levanta los brazos hasta que queden rectos. Mantén los hombros bajos y relajados mientras levantas el torso y alargas los laterales de la cintura.

4 Baja los brazos por los codos, cruzando las muñecas hasta que queden a la altura del pecho. Luego, deja caer los brazos a los lados de las caderas.

Repite los brazos del Anochecer 8 veces, pasando las cuatro posiciones con fluidez.

Floreo de manos hacia fuera

Las manos son lo más expresivo en la Danza del Vientre y una de las maneras más importantes de moverlas es en círculo. Los ejercicios y estiramientos de las manos relajan la tensión, lo que es fundamental en una sociedad que utiliza las manos exageradamente para trabajar con el ordenador y maniobrar con el volante del coche en medio de un tráfico cada vez más complicado.

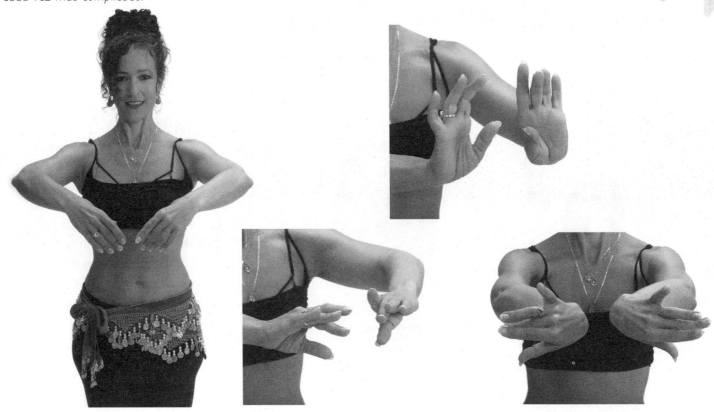

1 De pie, erguida, con el pecho levantado, el estómago metido y los hombros bajos. Levanta los brazos sin llegar a la altura del pecho, colocándolos en redondo, como si rodearas un gran balón de playa.

2 Forma con las manos una "C", como si una cuerda invisible de energía atara el dedo corazón y el pulgar y los mantuviera a unos 5 cm de distancia. Los demás dedos quedan ligeramente más altos que el corazón.

3 Manteniendo la forma de "C", dobla las manos por las muñecas hacia atrás y hacia fuera.

4 Gira las muñecas para que las manos miren hacia dentro y hacia los laterales.

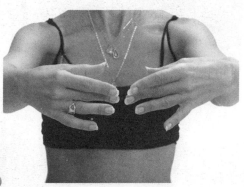

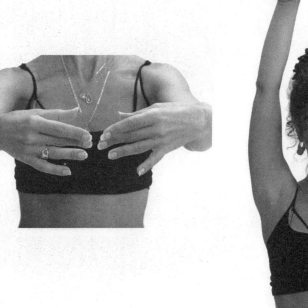

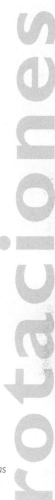

5 Dobla las muñecas para que las manos miren hacia dentro y hacia el suelo.

6 Coloca las manos una frente a otra, hacia dentro, con las palmas mirando hacia el pecho.

Repite estos floreos con cuidado, pasando por todas las posiciones y suavizando todas las aristas hasta dibujar círculos completos. Repite el Floreo de manos 8 veces, con los brazos en redondo.

Cambia de posición para extender los brazos a los lados y repite el Floreo de manos 8 veces más.

Estira los brazos por encima de la cabeza y repite la Rotación de manos otras 8 veces.

Floreo de manos hacia dentro

El Floreo hacia dentro es más vistoso aunque menos frecuente en la Danza del Vientre que el Floreo hacia fuera. Suele verse en bailes persas y gitanos y es beneficioso para estirar y dar flexibilidad a las manos y las muñecas.

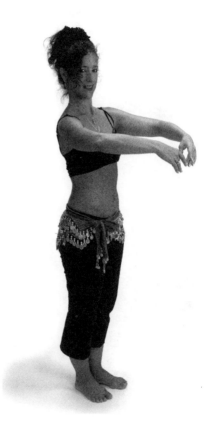

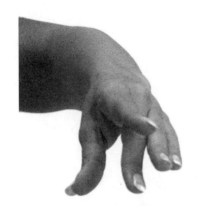

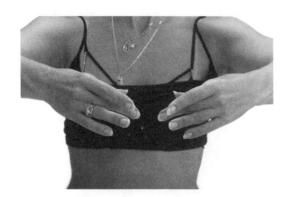

1 En pie y erguida, con el pecho levantado, el estómago metido y los hombros bajos, levanta los brazos hasta casi la altura del pecho, en posición redondeada, como si sujetaras un gran balón de playa.

2 Coloca las manos formando una "C", uniendo el dedo corazón y el pulgar con un hilo de energía de unos 5 cm de largo. Los demás dedos deben quedar levantados y separados del corazón.

3 Manteniendo la forma de "C", coloca las manos una frente a otra, con las palmas mirando hacia el pecho.

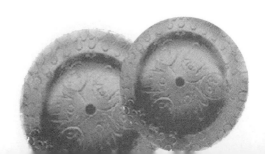

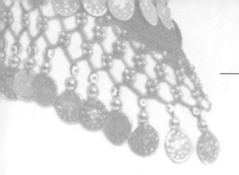

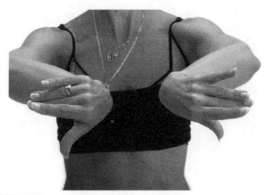

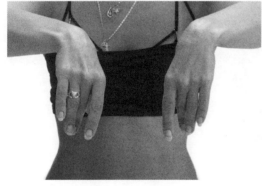

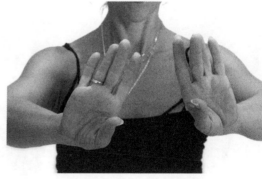

4 Dobla las muñecas para que las manos miren hacia abajo.

5 Gira las muñecas para poner las manos mirando hacia el suelo y hacia los laterales.

6 Dobla las manos hacia atrás en las muñecas para que miren hacia fuera.

Repite estos floreos, pasando por las cuatro posiciones y suavizando las aristas para dibujar círculos completos. Repite 8 veces el Floreo de manos, manteniendo los brazos redondeados.

Extiende los brazos hacia los laterales y repite otras 8 veces el Floreo de manos.

Levanta los brazos estirándolos por encima de la cabeza y repite el Floreo de manos otras 8 veces más.

Círculos de pecho

Uno de los logros más difíciles de alcanzar en la danza del vientre es mover el torso. Hay que convencerle a fuerza de practicar suavemente durante dos a cuatro semanas, ya que almacenamos mucha tensión en la parte superior del cuerpo. Para acelerar el proceso, conviene practicar el abecedario (ver página 53) con el torso, diariamente.

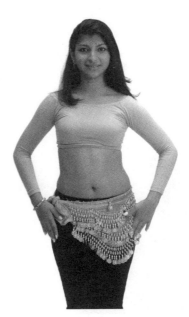 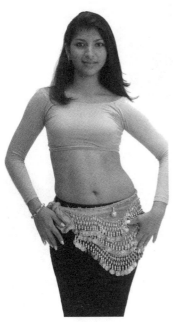 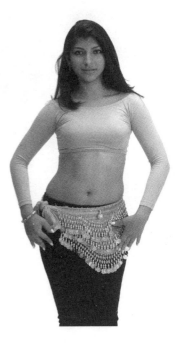 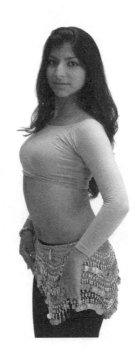

1 En pie y erguida, con el estómago contraído y levantando el pecho, mantén la planta de los pies apoyada en el suelo. Coloca las manos sobre las caderas.

2 Sin mover la parte inferior del cuerpo, Balancea suavemente el torso hacia la derecha.

3 Balancea el torso hacia la izquierda.

Alterna balanceos a derecha e izquierda 8 veces.

4 Mírate en el espejo de lado. Comprueba la postura antes de continuar. Con el estómago metido, empuja el pecho hacia delante, sin mover de cintura para abajo.

CONSEJO: Si te cuesta trabajo aislar la parte superior del cuerpo y no mover las caderas, practica el Círculo de pecho sentada en el suelo con las piernas cruzadas y apoyando las manos sobre las rodillas. Luego, cuando resulte más fácil, prueba a hacer el ejercicio de pie. Cuando sepas hacer los círculos de pecho de pie con las manos en las caderas, prueba a hacerlo con los brazos extendidos lateralmente y después con los brazos estirados hacia el techo.

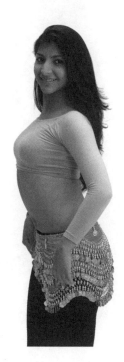

Juntándolo todo

Esta secuencia de movimientos se hace en círculo: balanceo a la derecha, arqueo al frente, balanceo a la izquierda y contracción hacia atrás. Haz círculos de pecho hacia la izquierda 8 veces, suavizando cada vez más las aristas para que el movimiento sea suave y circular, no angular.

Cambia la dirección del Círculo de pecho y rota hacia la derecha: balanceo a la izquierda, arqueo al frente, balanceo a la derecha y contracción hacia atrás. Rota hacia la derecha 8 veces.

5 Contrae el pecho, inclinándote ligeramente hacia atrás, hundiendo el pecho y echando los hombros hacia delante.

6 *Empuja el pecho hacia delante y hacia atrás 8 veces en un movimiento de Arqueo y Contracción,* como los de estiramiento al iniciar la sesión. Concéntrate en aislar el movimiento para trabajar solamente con la parte alta de la espalda y del pecho y no mover rodillas, caderas u hombros.

Círculo mediano de cadera

Los círculos medianos descritos con las caderas estiran y tonifican los músculos de la cintura y del estómago. Son fáciles y divertidos de realizar y se adaptan a muchos tipos de música.

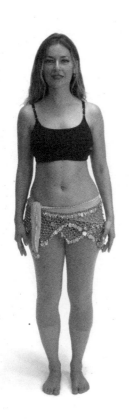 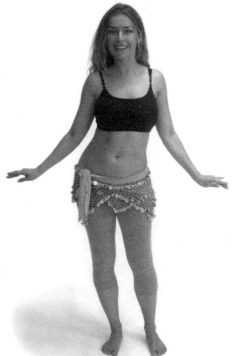 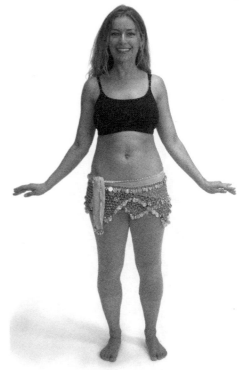

1 De pie, con los pies un poco separados, mantén las rodillas rectas pero no rígidas. Evita mover la parte superior del cuerpo durante este ejercicio.

2 Balancea las caderas hacia la derecha.

3 Lleva las caderas al centro y hacia delante.

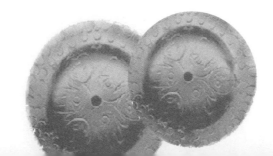

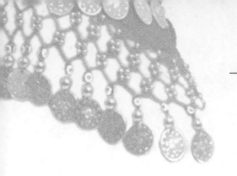

Juntándolo todo

Haz estos cuatro movimientos en círculo, con balanceo a la derecha, empujando hacia el centro y hacia delante, balanceo a la izquierda y empujando al centro y hacia atrás. Practica para mantener una forma circular y suavizar las aristas. Rota las caderas a la izquierda 8 veces.

Cambia de dirección y rota las caderas a la derecha. Empieza por deslizar las caderas a la izquierda, empuja al centro y hacia delante, desliza a la derecha y empuja al centro y hacia atrás. Repite 8 veces.

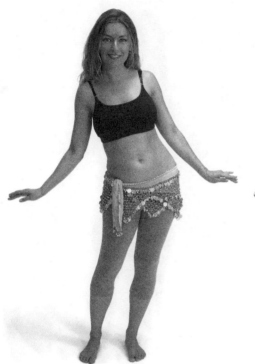

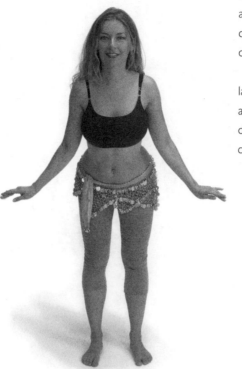

4 Balancea las caderas a la izquierda.

5 Empuja las caderas hacia el centro y hacia atrás.

Después de rotar las caderas 8 veces hacia la izquierda y 8 veces hacia la derecha, repite otras 4 veces hacia la izquierda y luego otras 4 hacia la derecha. Luego, 2 veces a la izquierda, 2 veces a la derecha, 2 veces más a la izquierda y 2 veces más a la derecha.

Círculo pequeño de cadera

Estos círculos pequeños ("vuelta africana") son más difíciles que los medianos, pero realmente tonifican el estómago y estiran la parte baja de la espalda. Los Círculos pequeños son muy bonitos, y cuando se dominan, los demás preguntan: "¿Cómo lo haces? ¡Parece muy difícil!"

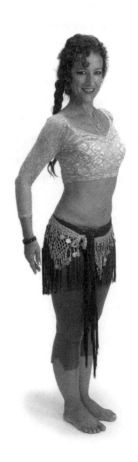 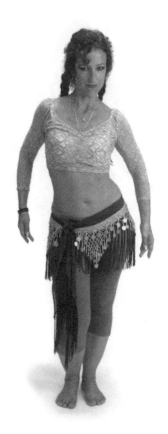 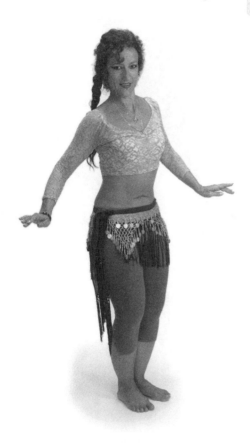

1 De pie, con los pies juntos, el estómago hacia dentro, el pecho levantado y ligeramente hacia delante, las caderas metidas y las rodillas rectas pero no rígidas.

2 Lleva las caderas de un lado a otro doblando y estirando las rodillas, alternando primero una y luego otra. Observa que este movimiento es distinto del balanceo por las caderas ya que suben y bajan en lugar de desplazarse en horizontal. *Para practicar, alterna los lados 8 veces.*

3 Contrae la pelvis. Empuja el estómago hacia dentro y mete las caderas, manteniendo el pecho levantado y hacia delante. Dobla suavemente las rodillas.

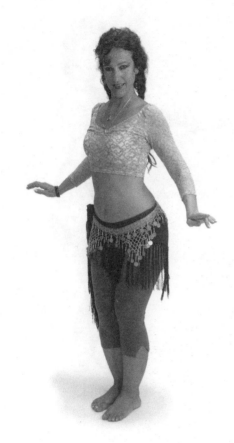

Juntándolo todo

Haz un Círculo pequeño de caderas a la izquierda: dobla la rodilla izquierda (manteniendo la derecha estirada) y lleva la cadera derecha hacia el lateral y hacia arriba; dobla las dos rodillas al contraer hacia el centro; estira la rodilla izquierda, manteniendo la derecha doblada lo que desplaza la cadera izquierda lateralmente; endereza las dos rodillas al arquear de vuelta hacia el centro. Repite la "vuelta africana" 8 veces, reforzando la contracción y metiendo el estómago cada vez más.

Cambia de dirección y realiza la "vuelta africana" hacia la derecha. Empezando con la cadera izquierda: lateral, contracción al centro, movimiento a la derecha, arqueo hacia atrás y hacia el centro. Repite 8 veces.

Variación en espiral

Esta variación pasa del Círculo mediano a la "vuelta africana". Se empieza por un Círculo mediano hacia la izquierda y se va haciendo cada vez más pequeño hasta convertirlo en una "vuelta africana". Repite en dirección contraria, empezando por un Círculo mediano de cadera que se va haciendo cada vez más pequeño hasta convertirlo en la "vuelta africana".

4 Arquea la parte inferior de la espalda. Endereza las rodillas y estira los glúteos hacia arriba y hacia atrás. *Alterna esta contracción y arqueo 8 veces.*

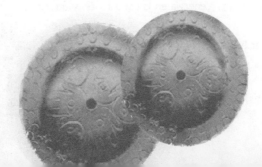

Ondulación de pelvis

La Ondulación consta de cuatro partes que deben enlazarse con suavidad para lograr un movimiento de ola. Es muy importante aislar la zona inferior del cuerpo para utilizarla sin mover el torso que se mantiene erguido, con los hombros hacia atrás y relajados.

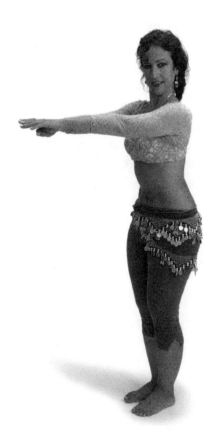 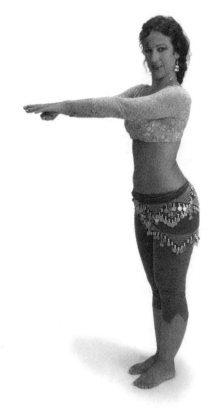 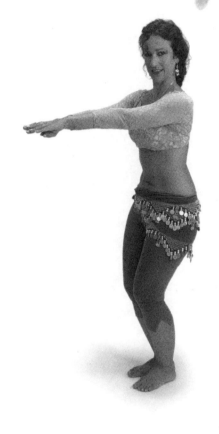

1 ONDULACIÓN DE PELVIS PREPARACIÓN: en pie y erguida, con las rodillas rectas y el pecho levantado. Mete las caderas contrayéndolas. Empuja la tripa hacia dentro contra la columna, tensando los músculos del estómago. Mientras, estira intensamente la parte inferior de la espalda. Si realizas correctamente la contracción, al mirar hacia abajo solamente verás el pecho, no la pelvis o las caderas.

2 Manteniendo las rodillas rectas, arquea la parte inferior de la espalda levantando los glúteos y llevándolos hacia atrás, dejando la zona superior del cuerpo perfectamente relajada y quieta. *Contrae y arquea la pelvis 8 veces*, centrando mucha energía en la contracción y utilizando los músculos del estómago.

3 Dobla las rodillas y, manteniéndolas dobladas, *contrae y arquea la pelvis 8 veces*.

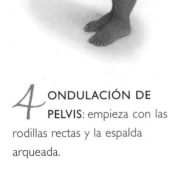

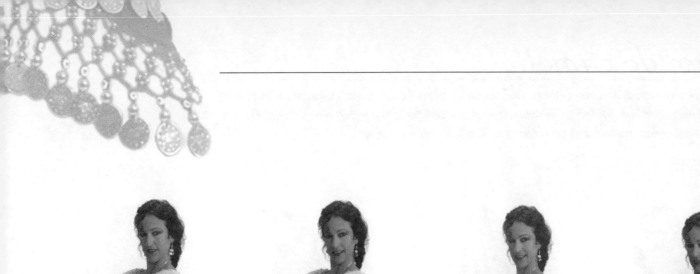

4 **ONDULACIÓN DE PELVIS**: empieza con las rodillas rectas y la espalda arqueada.

5 Sin doblar las rodillas, contrae la pelvis metiéndola.

6 Manteniendo la pelvis metida, dobla las rodillas, sin relajar la contracción.

7 Sigue con las rodillas dobladas y arquea la espalda.

Practica la ondulación 16 veces antes de pasar a otro ejercicio.

Paso de camello

El Paso de camello significa caminar con Ondulación de pelvis. Lo cierto es que resulta más fácil ondular caminando que hacerlo en el sitio. Imaginar que se ondula suavemente en un desierto de arena. La clave para coordinar el paso con la ondulación está en los pies.

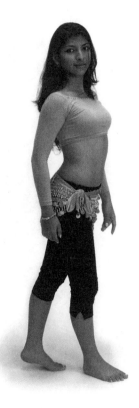
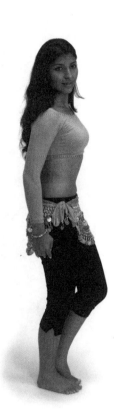
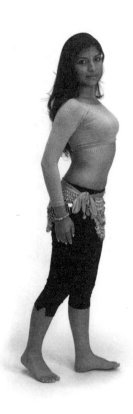
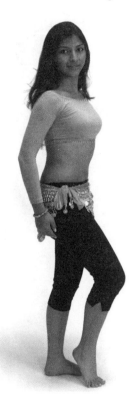

1 Da un paso corto hacia delante, apoyando la planta del pie derecho en el suelo. Al hacerlo, arquea la parte inferior de la espalda. El talón del pie izquierdo queda levantado.

2 Arrastra el pie izquierdo para juntarlo con el derecho, tocando el suelo solamente con la punta del pie, juntando los tobillos. Contrae la pelvis.

3 Da un pasito hacia delante, pisando con la planta del pie izquierdo. Al hacerlo, arquea la parte inferior de la espalda, con el pie derecho levantado sobre la punta.

4 Arrastra el pie derecho para juntarlo con el izquierdo, pisando solamente con la punta, uniendo los tobillos. Contrae la pelvis.

Repite este paso, pisando y arrastrando los pies con arqueo y contracción 16 veces, caminando en círculo por la habitación con el Paso de camello.

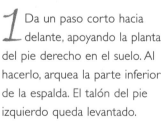
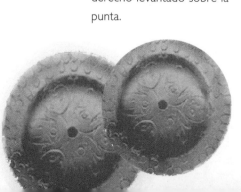

Ondulación de torso

Las contracciones de la parte superior del cuerpo relajan la tensión de la zona alta de la espalda y entre los omoplatos. Esta ondulación también fortalece y estira los músculos del estómago.

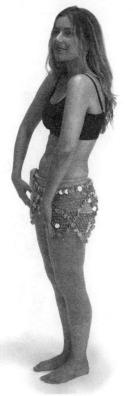 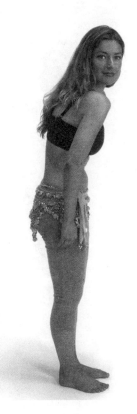 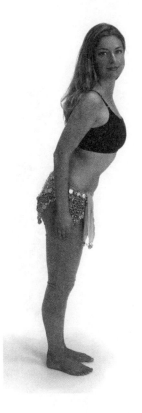 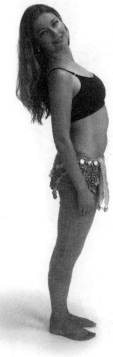

1 Empieza de pie, erguida, con las rodillas rectas y el estómago metido. Contrae el torso, hundiendo el pecho, encorvando la espalda e inclinándola hacia atrás. Utiliza solamente la parte superior del cuerpo, sin mover las rodillas, las caderas o la pelvis. Tampoco debes mover los hombros, el cuello y los brazos que permanecen relajados.

2 Manteniendo la contracción, inclina el torso hacia delante.

3 Empuja el pecho hacia delante formando un arco.

4 Levanta el pecho y arquea la espalda. La Ondulación de torso utiliza las cuatro acciones en un movimiento suave: contrae la espalda, inclínate hacia delante manteniendo la contracción, empuja hacia delante con un arqueo, arquea hacia arriba y hacia atrás.

Repite la Ondulación de torso 16 veces.

CONSEJO: Si te resulta complicado no mover la parte inferior del cuerpo, practica la Ondulación de torso sentada con las piernas cruzadas hasta dominar el movimiento, y luego inténtalo de pie.

ondulaciones

Brazos de serpiente

El movimiento de Brazos de serpiente ejercita los brazos y ayuda a fortalecer los músculos de la parte alta, evitando la flacidez que afea tantos brazos femeninos. Se empieza con los dos brazos al mismo tiempo. A esto le llamo "Brazos de águila", pero son en realidad una preparación para los Brazos de serpiente.

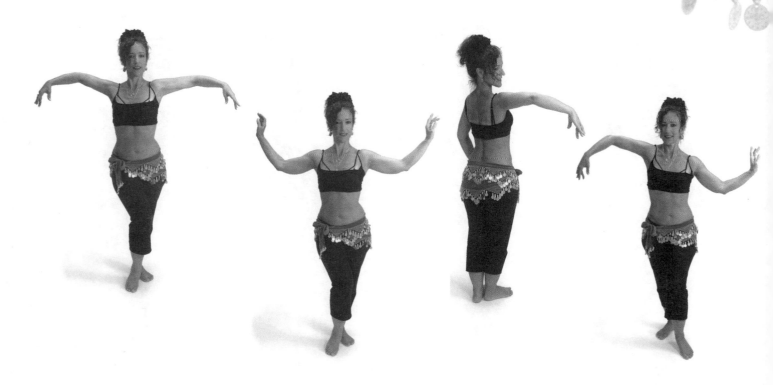

1 Con las palmas hacia dentro y los brazos extendidos hacia los lados, levanta los codos, luego las muñecas y por último las manos, como si fueran alas.

2 Manteniendo los brazos extendidos hacia los lados, baja los codos, las muñecas y luego las manos. *Súbelos y bájalos, como si aletearas, 8 veces.*

3 Para pasar de los Brazos de águila a los de serpiente, levanta un brazo cada vez. Empieza con el brazo derecho, levantando el codo, la muñeca y luego la mano. Cuando no puedas subir más, baja el codo, la muñeca y la mano. Repite con el brazo izquierdo. *Alterna el brazo izquierdo y el derecho 8 veces cada uno.*

4 Para que el movimiento sea realmente serpenteante, trabaja con los dos brazos al mismo tiempo, pero a la inversa. Levanta el codo derecho cuando baja el izquierdo y luego levanta el codo izquierdo al bajar el derecho. *Repite 8 veces con cada brazo.*

CONSEJO: Ten en cuenta que, en la danza, los brazos no empiezan en el hombro sino que se prolongan hacia atrás hasta los músculos de detrás de los omoplatos, y hay que pensar en ellos al levantar los brazos. Así se sienten los brazos más ligeros.

Brazo persa

Este movimiento ondulante es más fácil que el de los Brazos de serpiente, pero también resulta muy bello.

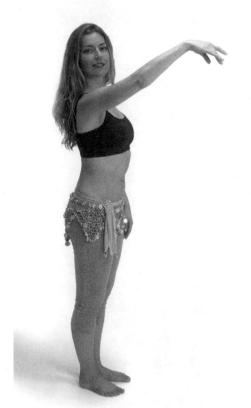

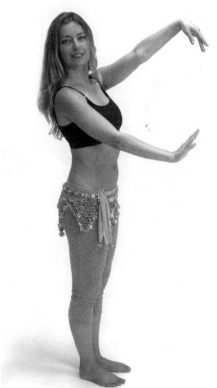

1 Empieza con los brazos caídos por delante de los muslos. Levanta el brazo derecho, empezando por el codo, luego la muñeca, manteniendo la palma mirando hacia el cuerpo hasta terminar de subir el brazo.

2 Al bajar el brazo derecho, con la palma mirando hacia fuera, levanta el brazo izquierdo, empezando por el codo, luego la muñeca y la mano. Las manos pasan una junto a otra, la derecha mirando hacia fuera y la izquierda hacia dentro hasta que el brazo izquierdo queda levantado y el derecho bajado.

Repite, levantando el brazo derecho desde el codo, con la palma hacia dentro, bajando el brazo izquierdo, con la palma hacia fuera. Alterna los brazos derecho e izquierdo, haciendo que se crucen en el centro. Repite el movimiento 8 veces con cada brazo.

Ondulación de manos

Este movimiento es excelente para estirar las manos y contribuye a relajar la tensión acumulada tras una larga jornada de trabajo.

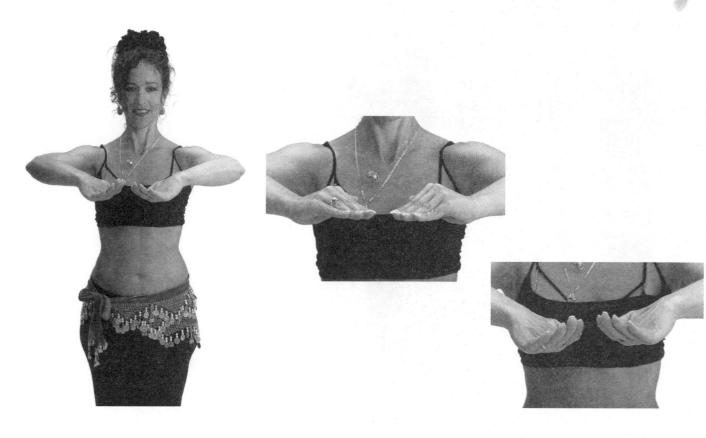

1 Empieza de pie, con los brazos en redondo hacia delante. Manteniendo los dedos juntos y los pulgares unidos a las manos, empuja hacia abajo con la base de los dedos, levantando los dedos hacia atrás lo máximo posible.

2 Invierte el movimiento de las manos, levantando la base de los dedos y bajando ligeramente los dedos.

3 Empuja de nuevo hacia abajo con la base de los dedos, ahora levantando primero los dedos, de nudillo en nudillo, hasta enderezarlos, empujando al mismo tiempo con la base de los dedos. *Repite la Ondulación de manos 16 veces.*

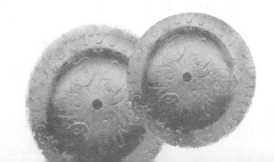

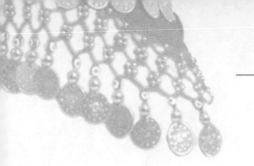

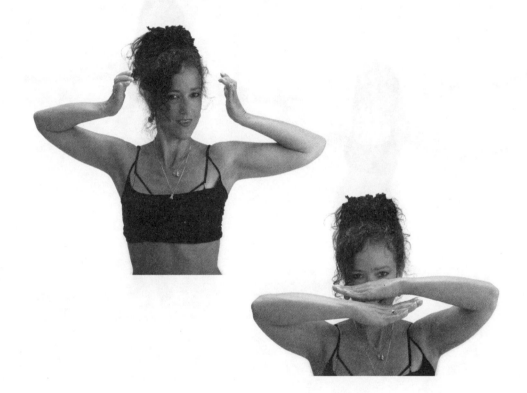

4 **MANOS DE LLUVIA:** levanta los brazos por encima de la cabeza, con las palmas vueltas una hacia la otra. Baja despacio los brazos a lo largo de cuerpo mientras ondeas las manos. Haz 8 Ondeados de manos al tiempo que bajas desde lo alto hasta la altura de las caderas. Levanta de nuevo los brazos y repite 8 Ondeados de manos al bajarlas. *Realiza esta combinación 4 veces.*

5 **DAMA TAPADA:** cruza las manos por debajo de los ojos, como si fueran un velo. Mantén los codos levantados y separa lentamente los brazos mientras realiza 8 Ondulaciones de manos. Vuelve a cruzar y repite 8 Ondeados de manos separando los brazos. *Hazlo 8 veces.*

Ocho turco

OCHO HORIZONTAL INVERSO

El nombre de "Ocho turco" sólo sirve para identificar el movimiento ya que este Ocho se da en todo Oriente Medio, no solamente en Turquía. Se trabaja como si se dibujara una "X" con las caderas, uniendo las líneas para formar un ocho.

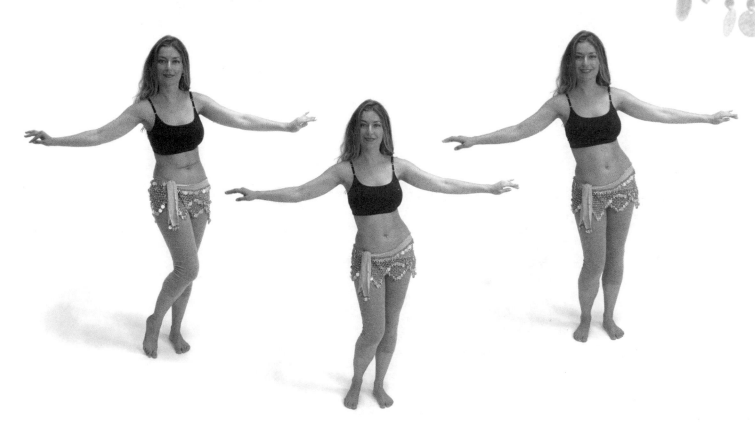

1 Gira la cadera derecha hacia delante, manteniendo apoyada la planta del pie izquierdo y levantando el talón del derecho. Gira desde la cintura, pero mantén el torso levantado y hacia delante y el estómago hacia dentro.

2 Traslada el peso del pie derecho al izquierdo, empujando la cadera derecha hacia atrás en diagonal, de derecha a izquierda, sin cambiar la posición de los pies.

3 Baja el talón derecho para quedar con los dos pies apoyados en el suelo.

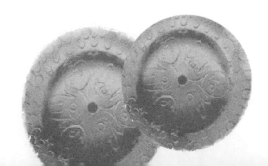

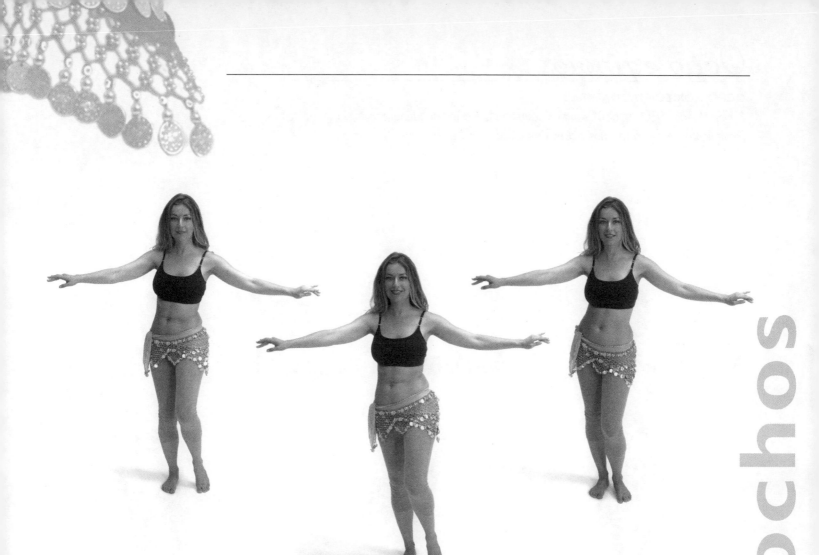

4 Levanta el talón izquierdo al girar la cadera izquierda hacia delante, manteniendo el pie derecho apoyado y levantado el talón izquierdo. Gira desde la cintura, manteniendo el torso levantado y hacia el frente, y el estómago contraído.

5 Traslada el peso del cuerpo del pie izquierdo al derecho, empujando la cadera izquierda hacia atrás en diagonal de izquierda a derecha, sin cambiar la posición de los pies.

6 Baja el talón izquierdo para tener las dos plantas de los pies apoyadas en el suelo. Funde los movimientos para dibujar suavemente el Ocho.

Repite el Ocho 16 veces.

Ocho egipcio

OCHO HORIZONTAL NATURAL

El nombre de "Ocho egipcio" se utiliza también a efectos de identificación, ya que este movimiento existe en muchos países árabes además de en Turquía y en Irán.

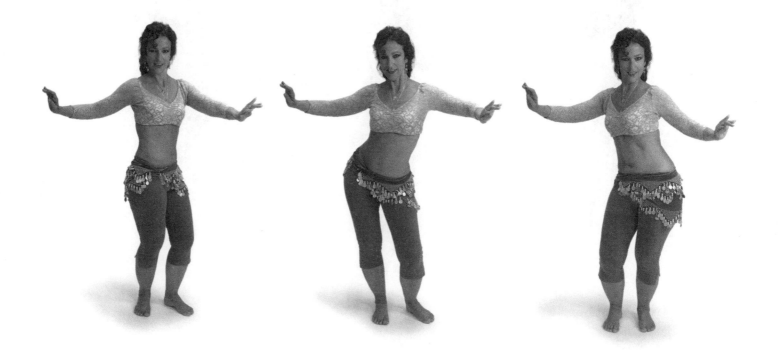

1 Gira la cadera derecha hacia el frente.

2 Dibuja un círculo hacia fuera con la cadera derecha hasta que quede en diagonal hacia atrás. Siente el peso del cuerpo apoyado aún sobre el pie derecho.

3 Traslada el peso al pie izquierdo y cruza la cadera hacia la izquierda, en diagonal al frente.

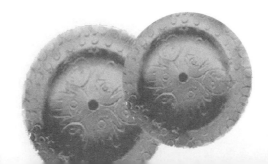

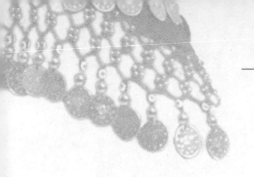

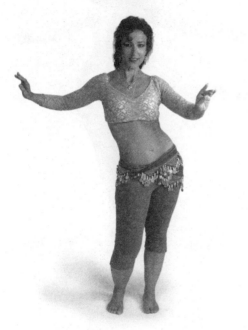
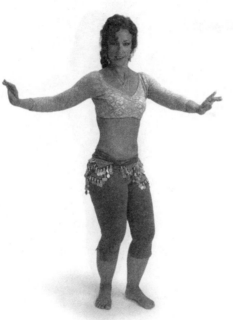

4 Dibuja un círculo hacia fuera con la cadera izquierda hasta que quede hacia atrás en diagonal, manteniendo el peso del cuerpo sobre el pie izquierdo.

5 Traslada el peso al pie derecho y cruza la cadera hacia la derecha en diagonal al frente. Funde un movimiento con otro para dibujar suavemente un Ocho.

Repite el Ocho horizontal hacia fuera 16 veces.

CONSEJO: Al realizar este Ocho es muy importante mantener las plantas de los pies apoyadas en el suelo. Relaja todo el cuerpo e imagina que se dibuja el ocho con toda la energía de la tierra. Piensa que se tienen unas caderas enormes y se está orgullosa de ellas. Dobla las rodillas y hunde el peso hacia abajo. No olvides la postura. Mantén el estómago metido y ten cuidado de no arquear la espalda.

Cimbreo

OCHO VERTICAL HACIA DENTRO

Al realizar el Cimbreo, imagina que estás entre dos paneles de cristal (no se pueden mover las caderas hacia delante o hacia atrás, solamente de un lado a otro).

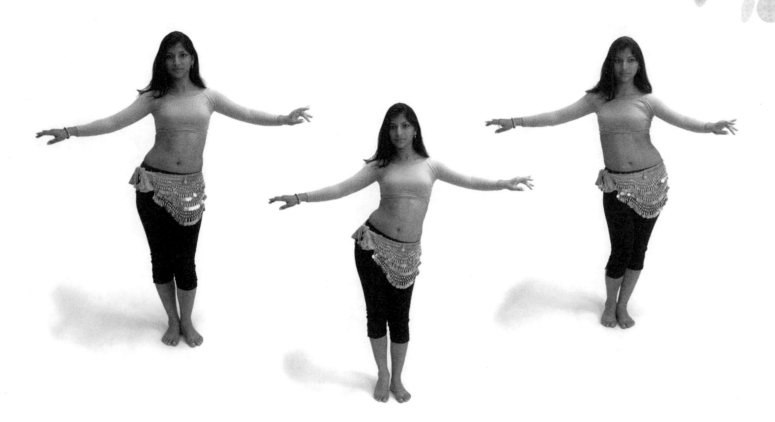

1. De pie y erguida, con el estómago metido y el pecho levantado. Mantén las plantas de los pies apoyadas en el suelo mientras empujas la cadera derecha hacia un lado.

2. Levanta el talón derecho al tiempo que elevas la cadera derecha.

3. Cruza la cadera derecha en diagonal hacia abajo a la izquierda, trasladando el peso al pie izquierdo mientras empujas la cadera izquierda hacia fuera lateralmente. Los dos pies tienen las plantas apoyadas en el suelo.

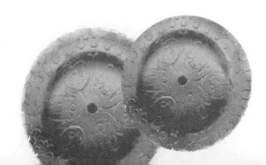

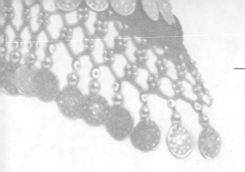

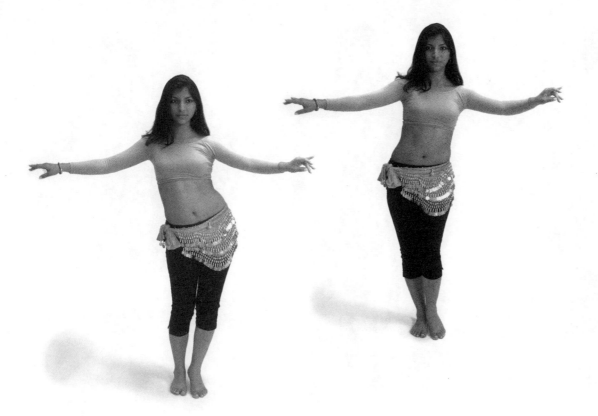

4 Levanta el talón izquierdo elevando la cadera izquierda.

5 Cruza la cadera izquierda en diagonal hacia abajo y a la derecha, trasladando el peso al pie derecho mientras empujas con la cadera derecha de nuevo hacia un lado. Los dos pies apoyan ahora en el suelo.

Repite el Cimbreo 16 veces.

Maya

OCHO VERTICAL HACIA FUERA

Este movimiento recibe el nombre de una bailarina de la década de 1960 que se hizo famosa por realizarlo
con los pies apoyados en el suelo. Era su sello personal. Requiere tiempo y práctica realizarlo correctamente.
Se empieza por hacer el Maya levantando un talón; la versión más avanzada es con las plantas apoyadas, sin
levantar los talones en ningún momento, utilizando tan sólo las rodillas para subir y bajar las caderas.

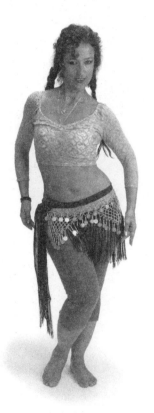 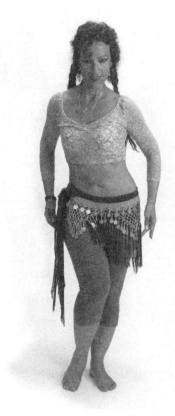 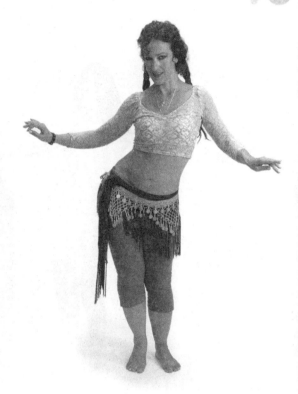

1 Con los dos pies apoyados en el suelo, empuja la cadera izquierda hacia fuera trasladando el peso del cuerpo al pie izquierdo.

2 Eleva la cadera derecha justo debajo del torso, manteniendo la cadera izquierda sacada hacia la izquierda, en lo que se denomina "contracción lateral". Eleva también el talón derecho.

3 En un movimiento circular, arquea la cadera derecha hacia arriba y a la derecha, bajando el talón derecho, sacando la cadera derecha y, con los dos pies apoyados en el suelo, cargando el peso sobre el pie derecho.

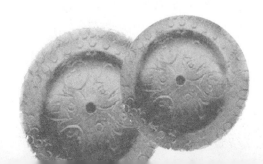

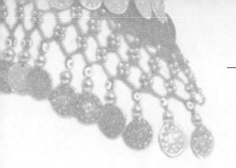

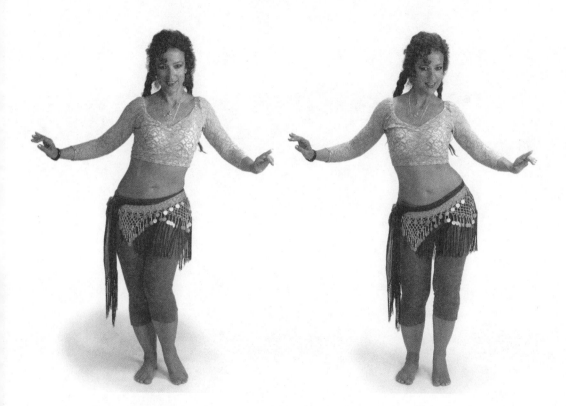

4 Eleva la cadera izquierda en una "contracción lateral", directamente debajo del torso, mientras la cadera derecha queda hacia fuera y hacia la derecha. Eleva al mismo tiempo el talón izquierdo.

5 En un movimiento circular, arquea la cadera izquierda hacia arriba y hacia la izquierda, bajando el talón izquierdo, con la cadera derecha hacia fuera y los dos pies apoyados en el suelo, cargando el peso sobre el pie izquierdo.

Repite el Maya 16 veces.

Shimmies

Bailar a un solo de tambor

Estos **shimmies** constituyen la parte de la Danza del Vientre que activa la función cardiovascular y quema calorías. Aquí se explican tanto los shimmies básicos como los más complejos, el shimmy argelino y el de Tres cuartos. El shimmy se realiza con las caderas o con los hombros, pero nunca al mismo tiempo. Suelen interpretarse sobre un ritmo de tambor denominado dumbeck. Lo habitual es mantener los brazos a nivel de la cintura o por debajo de ella porque los movimientos rápidos utilizan energía terrestre.

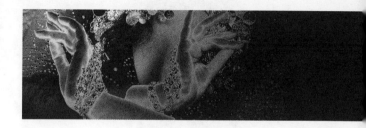

Si me parece que no puedo

ya seguir vibrando,

levanto la mirada

hacia las estrellas,

respiro hondo

y sigo vibrando

con más brío.

Shimmy de cadera

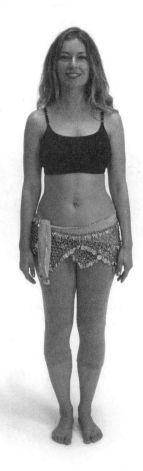

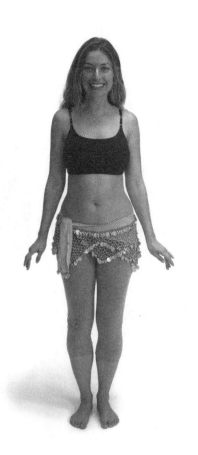

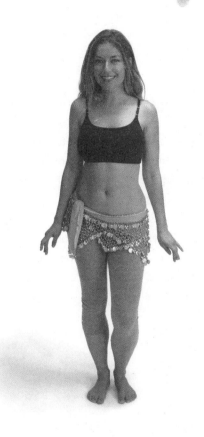

1 Relaja rodillas y caderas y mantén las plantas de los pies apoyadas en el suelo durante todo el movimiento. Los talones deben permanecer en todo momento pegados al suelo.

2 Dobla la rodilla derecha, sin despegar el talón del suelo.

3 Endereza la rodilla derecha y dobla la izquierda, sin despegar el talón del suelo.

Repite el shimmy 16 veces. Empieza despacio y aumenta poco a poco la velocidad.

CONSEJO: Si notas bloqueo es porque practicas más rápido de lo que te permite la preparación y basta con reducir la velocidad. Cuanto más deprisa se realice, más hay que relajarse. No fuerces las caderas; si están relajadas, el movimiento de las rodillas las moverá arriba y abajo.

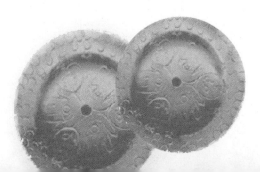

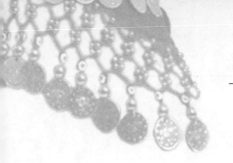

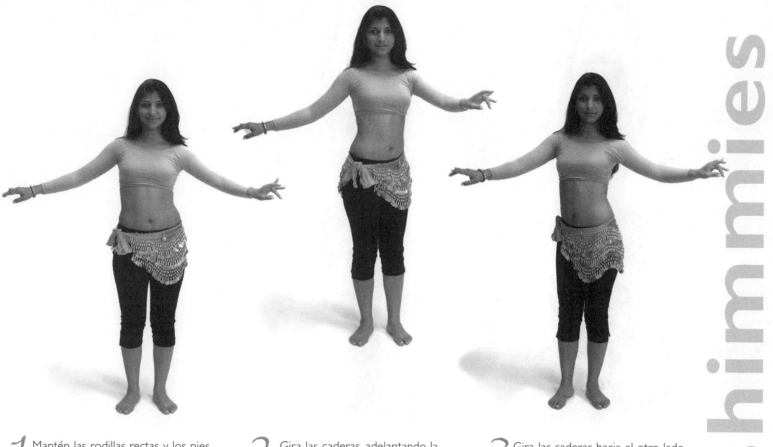

shimmies

1 Mantén las rodillas rectas y los pies ligeramente separados, con las plantas apoyadas en el suelo. No levantes los talones.

CONSEJO: Alterna las caderas, cada vez más deprisa. No olvides respirar. En caso de que aparezca un calambre en el estómago, relájate y respira hondo varias veces.

2 Gira las caderas, adelantando la derecha y llevando la izquierda hacia atrás.

3 Gira las caderas hacia el otro lado, adelantando la izquierda y moviendo hacia atrás la derecha.

Gira 16 veces y haz 16 shimmies; repite varias veces.

Shimmy de cadera en media punta

Hacer el shimmy de puntillas de un extremo a otro de la habitación es un ejercicio aeróbico que fortalece los músculos de las piernas.

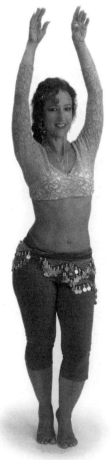

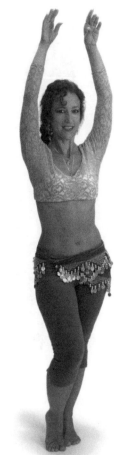

1 Manteniendo las piernas juntas, álzate sobre la punta de los pies.

2 Avanza a pasitos rápidos. Utiliza el mismo movimiento de rodillas que en el shimmy de caderas, alternando doblar-estirar.

Repite hasta recorrer toda la habitación.

CONSEJO: Aumenta poco a poco la velocidad, de puntillas y con los talones levantados. Al avanzar a pasitos cortos <u>sin levantar los dos pies del suelo</u>, el shimmy es <u>silencioso</u>. No debe sonar como una carrerita, sino como si se deslizara el cuerpo con mucho movimiento de caderas.

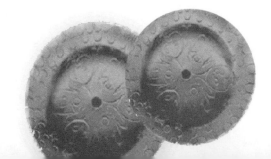

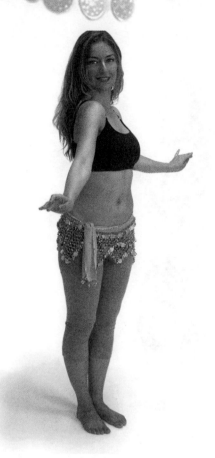

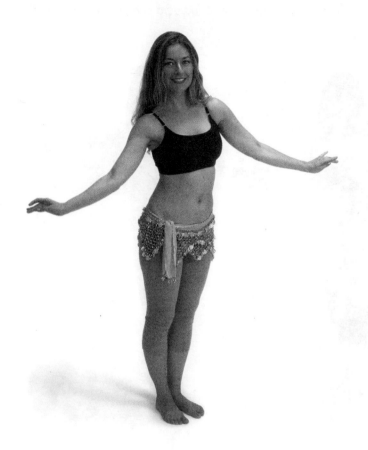

shimmies

1 Manteniendo los brazos ligeramente abiertos a la altura de la cintura, empuja hacia delante el hombro derecho y lleva el izquierdo hacia atrás.

2 Invierte la posición de los hombros, echando el izquierdo hacia delante y el derecho hacia atrás. Empieza despacio, teniendo cuidado para no mover los brazos o las manos.

Repite alternando los hombros y aumentando la velocidad a medida que domines el movimiento. Haz el shimmy de hombros durante un minuto.

CONSEJO: Para poder aislar los hombros y mantener quietos los brazos y las manos, éstos deben estar relajados. Se puede practicar el shimmy de hombros con las manos apoyadas sobre una mesa o contra una pared hasta acostumbrarse a mover solamente los hombros.

El Shimmy argelino

Este movimiento suele denominarse "El Shimmy argelino", aunque se practica en todo Oriente Medio y es más popular en Egipto que en Argelia. Se debe aprender y practicar despacio, en un movimiento staccato. Cuando el cuerpo lo domine y lo haya integrado, se puede aumentar su velocidad para que parezca el Shimmy.

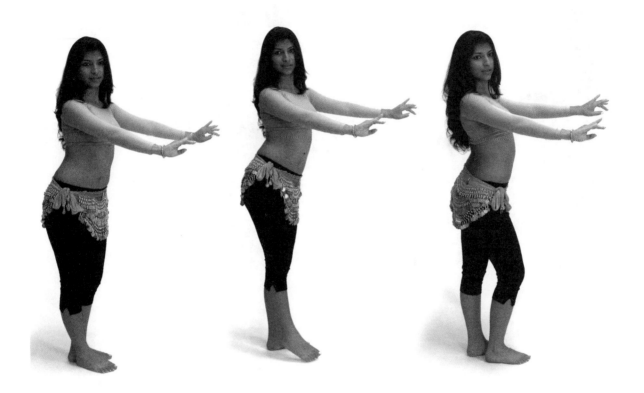

1—3 Empieza por ondular la cadera derecha hacia atrás

(1), hacia arriba (2), levantando el pie derecho al subir la cadera, por encima y bajar (3), apoyando la planta del pie derecho al bajar la cadera. *Ondula la cadera derecha unas cuantas veces para habituarte a la sensación y luego cambia de lado.*

En Movimiento

Es posible que los pies tiendan a meterse hacia dentro o a cruzarse al pisar. Ninguna de esas posiciones es correcta. Ensaya estos pasos independientemente del movimiento de caderas:

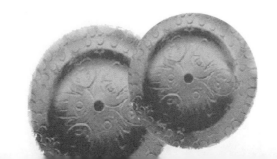

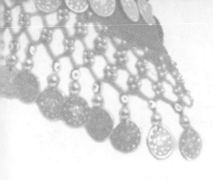

Juntándolo todo

Auna los pasos con el movimiento de caderas. Eleva cada cadera al tiempo que levantas y giras el talón del lado opuesto. Cuando apoyas la planta del pie, esa misma cadera está hacia delante y hacia abajo. Alterna el pie y la cadera derechos, el pie y la cadera izquierdos. Aumenta poco a poco la velocidad. Repite 32 veces.

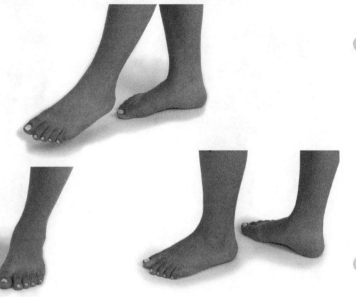

1 Apoya la planta del pie derecho. El pie debe mirar al frente.

2 Levantando apenas el talón izquierdo, gíralo hacia dentro.

3 Apoya la planta del pie izquierdo, colocándolo derecho hacia el frente.

4 Levantando apenas el talón derecho, gíralo hacia dentro.

Ensaya estos pasos, alternando los pies, unas cuantas veces y luego coordínalos con el movimiento de caderas.

shimmies

Shimmy en tres cuartos

El mismo que el Shimmy argelino, el de Tres cuartos se debe aprender y practicar despacio. La versión lenta también se puede aplicar a la danza. Cuando se domine y el cuerpo lo haya integrado, se puede aumentar la velocidad para convertirlo en un Shimmy. El de Tres cuartos consta de tres movimientos; pero la música permite cuatro, por lo que se mantiene el cuarto tiempo.

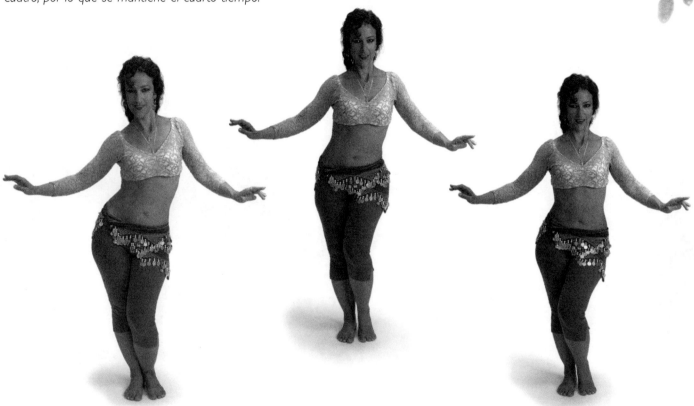

1 Con los tobillos juntos, eleva la cadera derecha, sin despegar las plantas de los pies del suelo. Tensa el glúteo derecho para que salten los flecos o las monedas del echarpe de cadera.

2 Manteniendo las caderas deslizadas hacia la derecha, levanta el talón y la cadera izquierda, metiéndola en el torso.

3 Con el talón izquierdo levantado, deja caer la cadera izquierda. Mantén la postura en el cuarto tiempo ¡sin moverte! *Cambia de lado.*

Repite el Shimmy en Tres cuartos 32 veces (16 con cada lado, alternándolos).

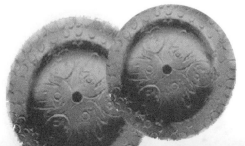

Movimientos de tempo medio

Música de tempo medio

Los movimientos de tempo medio permiten a la bailarina respirar porque no son tan intensos como los lentos ni tan aeróbicos como los Shimmies.

Los movimientos que utilizan **Una Sola Cadera** (tales como el Drop de cadera y la Media Luna) mejoran el equilibrio y resultan muy vistosos en el escenario. De carácter rítmico, se realizan a tiempo coincidiendo con los acentos principales del compás, en los que resulta natural dar palmadas o caminar.

Los pasos de deslizamiento pueden realizarse bien moviéndose en una dirección, o bien en el sitio. Lo que tienen en común es que llenan tanto la música como el espacio de alrededor. Los pasos de deslizamiento son más fáciles y exigen menos esfuerzo que los demás movimientos. Aunque parecen más "enérgicos", se pueden considerar pasos "de descanso" ya que no requieren la actuación de músculos internos como otros movimientos.

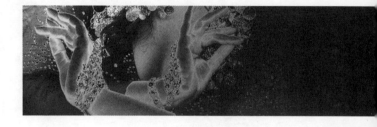

Antaño se decía que una

buena bailarina oriental

podía mantener

al público absorto

bailando sobre un sello

de correos.

Drop de cadera

Los drops de cadera resultarán familiares al público de Oriente Medio. Una serie de drops de cadera en el momento apropiado de la música inevitablemente levanta aplausos.

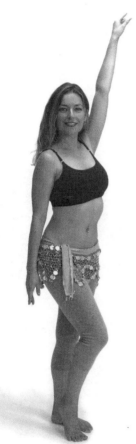

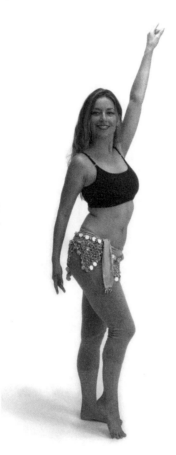

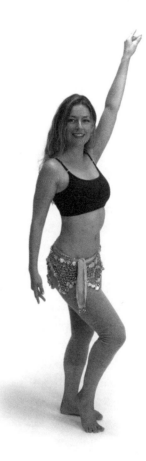

1 Empieza con el pie izquierdo en planta y la rodilla relajada pero no doblada. Manteniendo las rodillas juntas durante todo el movimiento, coloca el pie derecho ligeramente delante del izquierdo en media punta. Levanta el brazo izquierdo y deja que el derecho adorne la cadera de su lado.

2 Eleva la cadera derecha y déjala caer al ritmo de la música. Si mantienes las caderas relajadas y doblas la rodilla, la cadera caerá de forma natural.

Repite este movimiento 8 veces y cambia de lado. Repite la secuencia, haciendo solamente 4 movimientos con cada cadera.

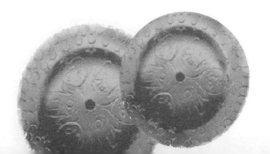

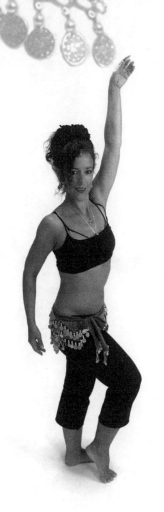

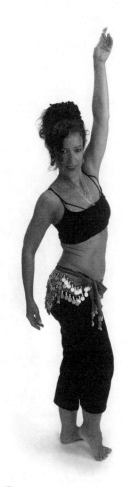

1 Empieza en la misma posición que para del Drop de cadera: el pie izquierdo en planta y el derecho ligeramente adelantado y apoyando en media punta.

2 Baja la cadera derecha para empezar y luego elévala al compás de la música.

Repite 8 veces y cambia de lado. Vuelve a realizar la misma secuencia, repitiendo solamente 4 veces con cada cadera.

una sola cadera

Twist de una cadera

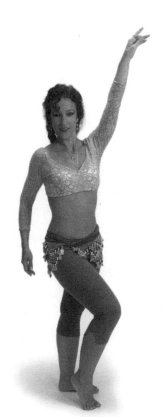 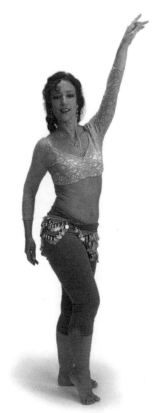 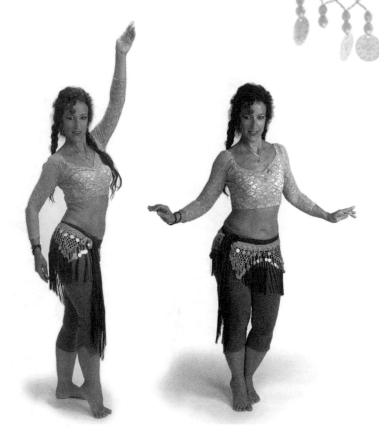

1 Empieza en la misma posición que en el Drop de cadera o en Cadera arriba: con el pie izquierdo en planta y el pie derecho adelantado.

2 Gira la cadera derecha hacia delante con cada compás de la música.

Repite 8 veces y cambia de lado. Vuelve a hacer toda la secuencia, repitiendo solamente 4 veces con cada cadera. Prueba también a girar la cadera hacia atrás, en lugar de hacia delante, al compás de la música.

Variaciones

TWIST PIVOTADO: Sin mover la pierna de apoyo, pivota al tiempo que realizas el twist, describiendo un círculo completo.

TWIST DE PUNTILLAS: Ponte de puntillas y continúa haciendo el twist, pero en lugar de pivotar, esta vez desplázate de lado con la misma cadera con la que estás haciendo el twist.

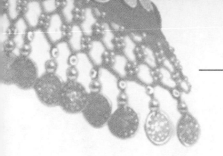

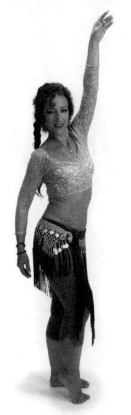

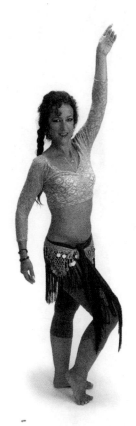

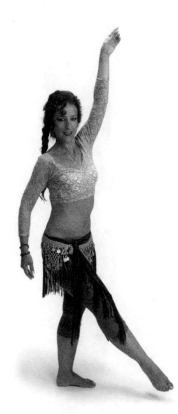

1 Empieza en la posición del Drop de cadera: el pie izquierdo en planta y el derecho adelantado.

2 Deja caer una vez la cadera derecha.

3 Eleva la cadera, déjala caer de nuevo y estira el pie derecho hacia delante. Sé delicada y no levantes el pie demasiado. Repite: drop, drop-estiro, drop, drop-estiro. Los estiramientos se dan en el segundo y cuarto tiempos del compás. *Cambia de lado.*

Haz 4 Drops-estiro por cada lado, y repite luego 4 secuencias.

una sola cadera

Media Luna

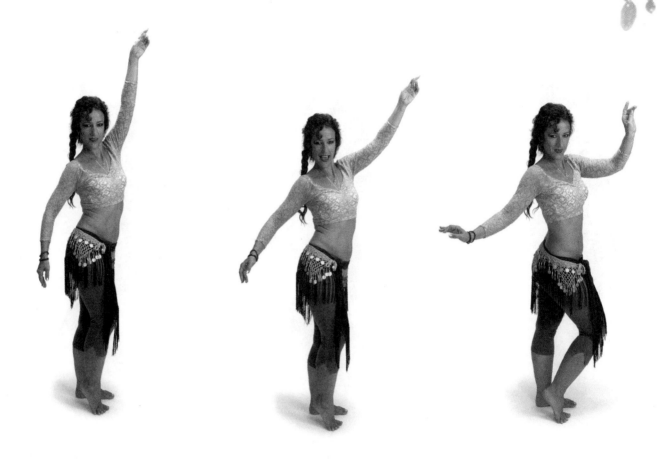

1 Adopta la posición básica del Drop de cadera: pie izquierdo en planta y el derecho adelantado.

2 Eleva la cadera derecha en el centro.

3 Gira la cadera derecha por arriba y déjala caer hacia delante.

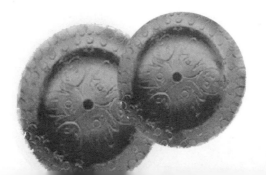

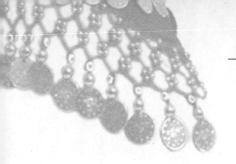

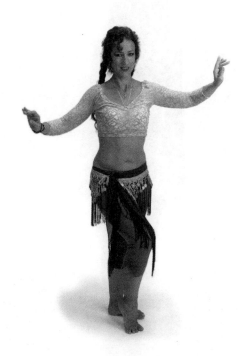

4 Eleva esa misma cadera y déjala caer
hacia atrás, doblando la rodilla
derecha con cada drop. *Repite alternando
hacia delante y hacia atrás, hacia delante
y hacia atrás. Cambia de lado.*

*Haz 4 Medias Lunas por cada lado y repite luego
4 secuencias.*

Egipcio básico

Este elegante movimiento es un paso de desplazamiento típico.

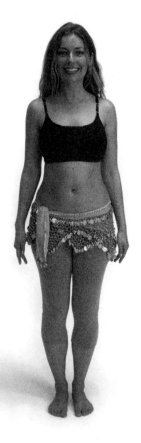

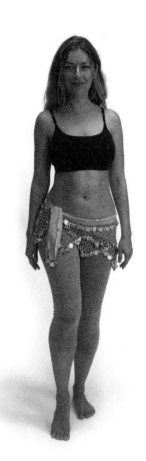

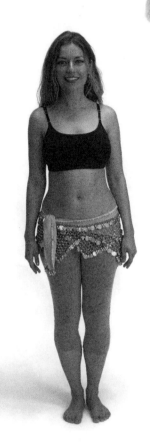

1 Empieza con los dos pies en planta.

2 Sin levantar el pie izquierdo del suelo, marca con el derecho por delante en media punta.

3 Vuelve a la posición de partida.

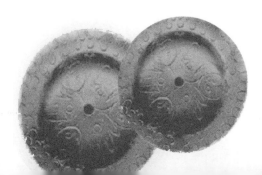

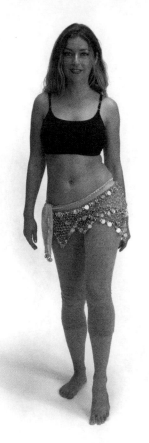
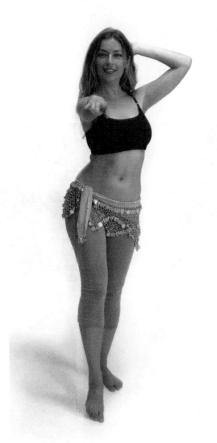
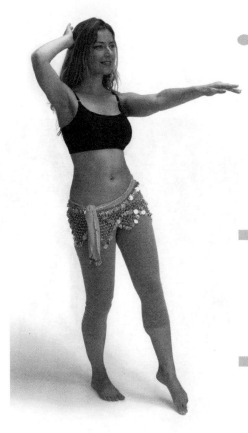

4 Cambia de lado. Manteniendo el pie en planta, marca con el izquierdo por delante en media punta. Añade las caderas: cada vez que el pie marca, eleva la cadera correspondiente.

Realiza 16 Egipcios básicos.

Ahora puedes incorporar los brazos para estilizar más el Egipcio básico: aunque las posiciones pueden variar, la más común para el Egipcio básico es colocar una mano sobre la frente o detrás de la cabeza mientras extiendes el otro brazo hacia delante.

En Movimiento

Al marcar con el pie derecho, extiende el brazo derecho y coloca el izquierdo sobre la cabeza. Al pisar en planta, los brazos están en transición. Al marcar con el pie izquierdo, extiende el brazo izquierdo y coloca el derecho sobre la cabeza.

Paso en V

Es prácticamente igual al Egipcio básico, pero cruzando los pies al dar el paso y marcando en media punta hacia un lado. Lo esencial es que, al cruzar los pies, el que cruza pise en planta para no quedar bloqueado y poder dar el siguiente paso.

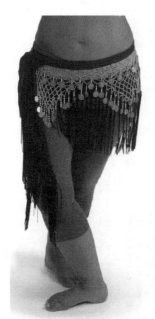 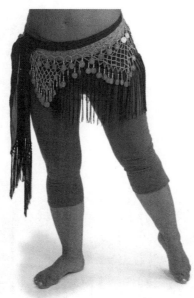 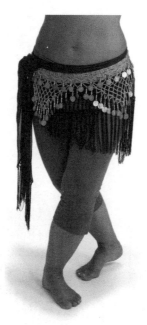 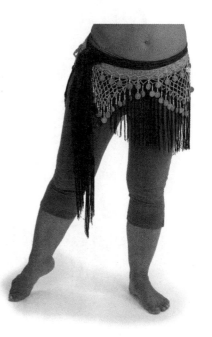

1 Cruza el pie derecho por delante del izquierdo, colocándolo en planta sobre el suelo.

2 Lleva la pierna izquierda hacia fuera y marca en media punta a un lado.

3 Cruza el pie izquierdo por delante del derecho, colocándolo en planta sobre el suelo.

4 Saca el pie derecho hacia fuera y marca a un lado en media punta. Sigue cruzando y avanzando. Recuerda: planta-punta, planta-punta.

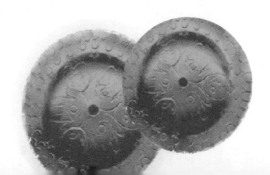

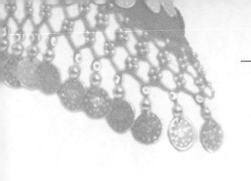

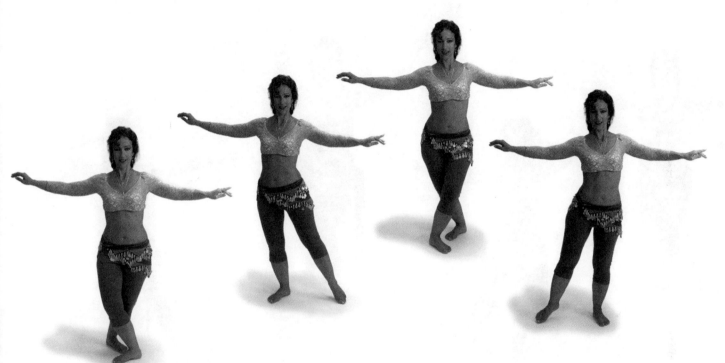

5—8 Añade las caderas elevando
la cadera correspondiente
al pie que marca en media punta al lado.

Haz 16 pasos en V.

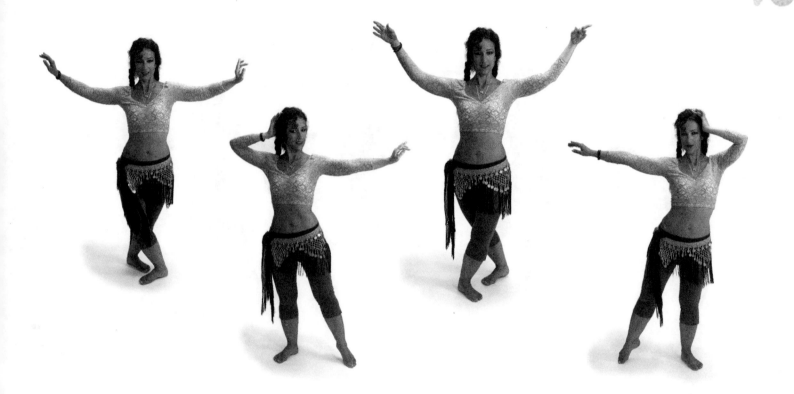

9–12 Incorpora los brazos colocando una mano sobre la cabeza y extendiendo el otro brazo hacia un lado, por encima de la pierna que has sacado.

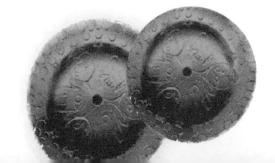

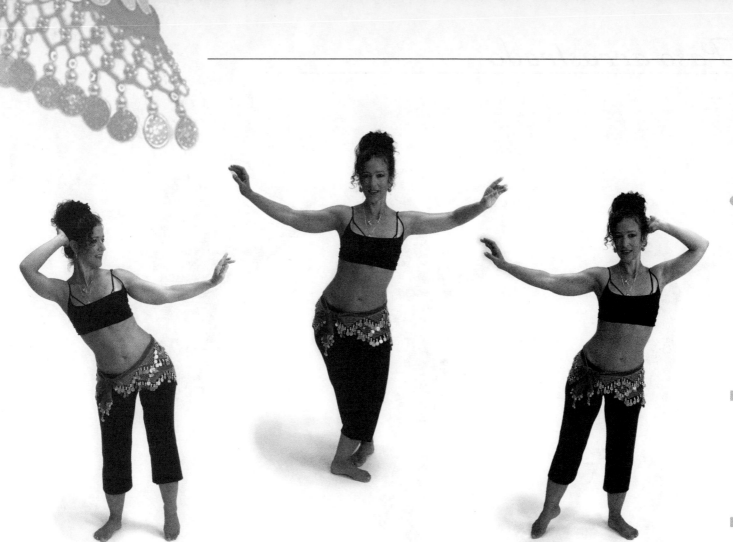

Juntándolo todo

Cruza el pie derecho por delante del izquierdo, saca el izquierdo hacia un lado mientras elevas la cadera y extiende el brazo izquierdo, poniendo la mano derecha detrás de la cabeza.

Cruza el pie izquierdo por delante del derecho, sacando el pie derecho hacia un lado al tiempo que elevas la cadera y extiendes el brazo derecho, poniendo la mano izquierda detrás de la cabeza.

Paso arrastrado

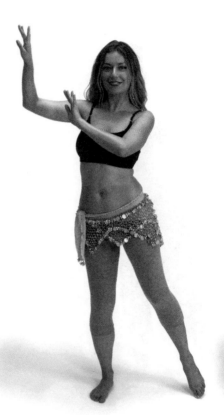

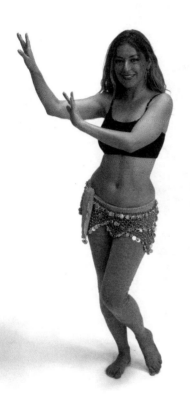

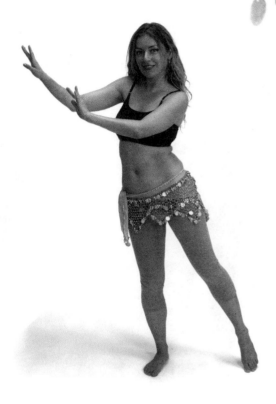

1 Sitúate mirando al frente de la habitación, con los pies separados unos 50 cm, con el pie derecho en planta y el peso sobre el pie izquierdo en media punta. El brazo derecho está extendido, ligeramente doblado, hacia el lateral y el brazo izquierdo doblado, con la mano a la altura del hombro derecho.

CONSEJO: Mantén un pie en planta y el otro en media punta en todo momento. Los brazos se colocan del lado hacia el que se avanza.

2 Dobla la rodilla izquierda, dejando caer la cadera izquierda.

3 Estira la rodilla izquierda, elevando la cadera mientras arrastras el pie hacia la derecha. No despegues el pie del suelo en ningún momento. *Repite los pasos 2 y 3 y cambia de lado.*

Da pasos arrastrados 4 veces hacia la derecha y 4 veces hacia la izquierda, repitiendo 8 veces en cada dirección.

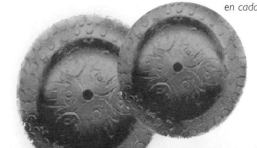

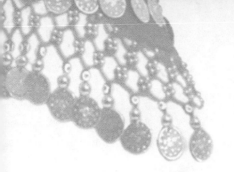

VUELTA EN TRES PUNTOS

Al realizar este movimiento, los brazos deben estar extendidos hacia los lados, ligeramente más bajos que los hombros.

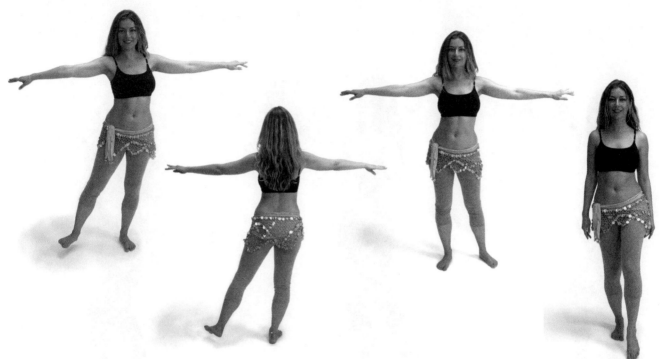

1 Mirando hacia el frente, da un paso hacia la derecha con el pie derecho.

2 Mira hacia atrás pivotando hacia la derecha con el pie izquierdo, dando media vuelta.

3 Vuelve hacia el frente dando un paso a la derecha con el pie derecho, dando otra media vuelta.

4 El movimiento dura tres tiempos, así que en el cuarto marca un acento: con palmada, shimmy de hombros o cadera arriba y drop con la izquierda. *Invierte las direcciones.*

Repite el Suzy Q 8 veces.

Paso de tijera

Apoyada en un pie, desplaza el otro de delante atrás, en un movimiento de balanceo. El paso de Tijera se puede realizar en planta o de puntillas, con desplazamiento o en el sitio; los brazos adoptan posiciones muy variadas.

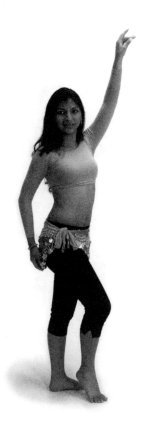

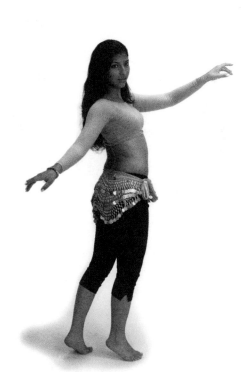

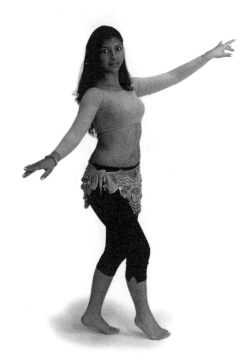

1 De pie, carga el peso sobre el pie izquierdo.

2 Da el paso de Tijera con el pie derecho, desplazando el peso a la derecha al dar el paso al frente.

3 Levanta el pie derecho desplazando el peso sobre el izquierdo.

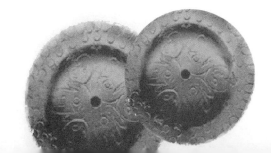

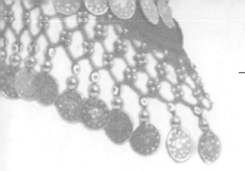

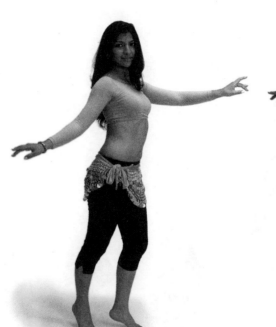
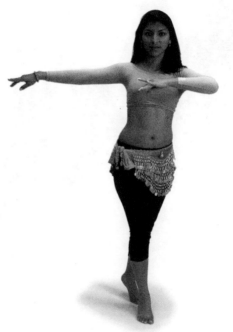
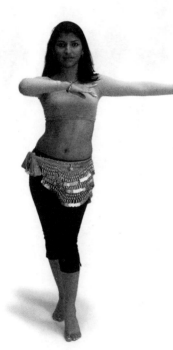

4 Desplaza nuevamente el peso hacia la derecha, *al echar el pie derecho hacia atrás. Haz 16 pasos de Tijera con la derecha. Cambia de lado.*

Los brazos pueden estar en distintas posiciones: extendidos como en las ilustraciones 1 a 4; arriba, por encima de la cabeza; o uno cruzado sobre el pecho y el otro extendido hacia un lado, y cambiar. Así es como se trabaja en este último caso:

5 Apoyándote sobre el pie izquierdo, da un paso hacia el frente con el derecho, extendiendo el brazo derecho a un lado y cruzando el izquierdo sobre el pecho.

6 Da un paso atrás con el pie derecho, doblando el brazo derecho sobre el pecho y extendiendo el izquierdo hacia el lado. Repite, cambiando los brazos de un lado a otro. Prueba luego la combinación hacia el otro lado.

Repite el paso de Tijera 16 veces a cada lado, alternando los brazos.

Paso de Chassé

Es un simple paso-junto-paso que se puede practicar en planta o de puntillas, desplazándose hacia delante o hacia atrás. Prueba a realizarlo de puntillas, alrededor de la habitación. Los brazos pueden adoptar diversas posiciones, pero por el momento, mantenlos extendidos a los lados.

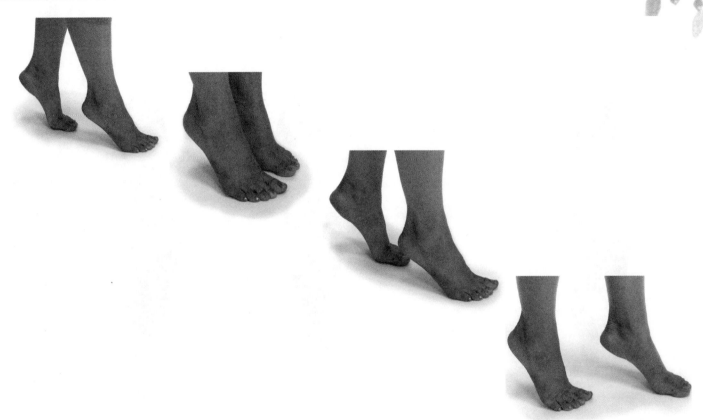

1 Con los pies en media punta, avanza con el pie derecho.

2 Avanza con el pie izquierdo juntando los pies.

3 Da un paso hacia delante de nuevo con el derecho.

4 Cambia los pies y repite con el izquierdo.

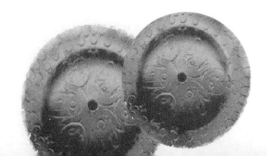

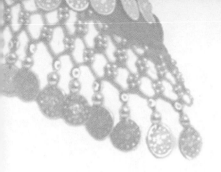

Arabesco

Este movimiento es totalmente distinto del Arabesco de ballet. El Arabesco de la Danza del Vientre permanece bajo, cerca del suelo, dando una ligera patada para mover el bajo de la falda. Los brazos permanecen extendidos a los lados.

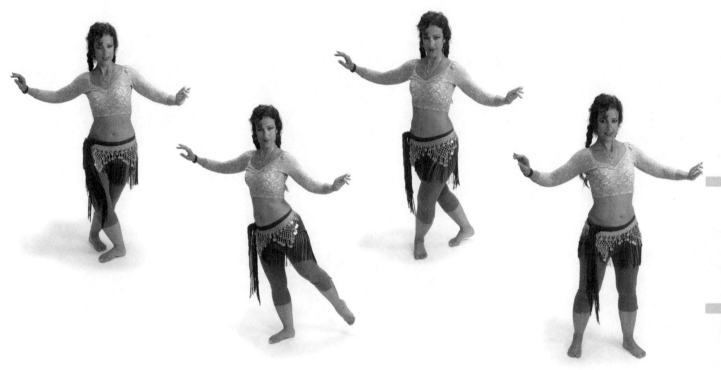

1 Mirando hacia la derecha en diagonal, da un paso en planta con el pie derecho.

2 Da una patada suave con el pie izquierdo. La cadera izquierda queda en diagonal mientras la pierna queda vuelta hacia fuera, con la rodilla hacia el frente y el pie estirado en punta.

3 Cambia de pie y pisa con la planta del pie izquierdo.

4 Da de nuevo un paso con el pie derecho, siguiendo la diagonal hacia la derecha. *Cambia de lado. Alterna los cuatro pasos en diagonal a la derecha, luego a la izquierda, derecha e izquierda.*

Danza con velo

En una representación, una rutina tradicional de la Danza Oriental comienza con música rápida y emocionante mientras la bailarina hace su entrada con pasos sencillos. Actualmente las bailarinas utilizan velos no solamente en estas entradas rápidas y deslizantes sino también para crear formas e ilusiones visuales con canciones lentas. El baile con velo es grácil, vistoso y divertido.

Siempre que la sala en la que se realizan los ejercicios sea espaciosa, la danza con velo es un final perfecto, relajante y creativo, para una sesión de prácticas. La danza con velo hace trabajar también a los brazos, fortaleciéndolos y mejorando la coordinación entre los pies y los brazos.

Sujeta el velo entre el pulgar y el dedo corazón, con los brazos lo más abiertos posible.

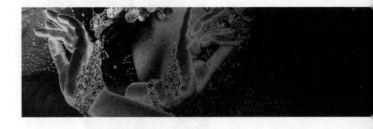

Déjate llevar por la música

y por el revoloteo de la seda,

y ni siquiera te darás

cuenta de qué

entrenamiento tan completo,

de los pies a la cabeza, estás

haciendo.

Entrada con velo

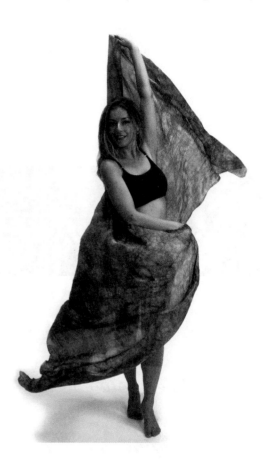

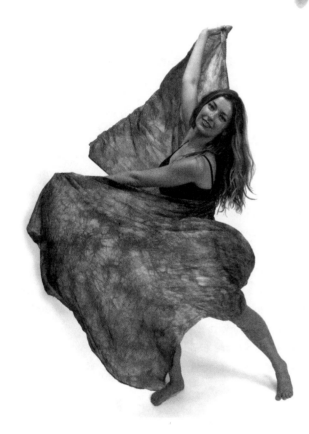

El Paso de Chassé es un paso de desplazamiento adecuado para una Entrada con velo y se realiza con los brazos extendidos hacia los lados, hacia arriba o alternándolos. Yo los divido en "Brazos redondeados" y "Brazos estirados". Mientras avanzas paso-junto-paso con el pie derecho, el brazo derecho sube y el izquierdo baja. Cambia de pie y avanza paso-junto-paso (izquierdo, derecho, izquierdo) con el brazo izquierdo arriba y el derecho abajo.

Las vueltas también resultan adecuadas para el número de apertura. Puedes girar con los brazos arriba o hacia los lados.

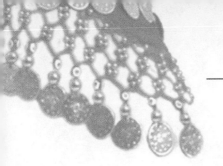

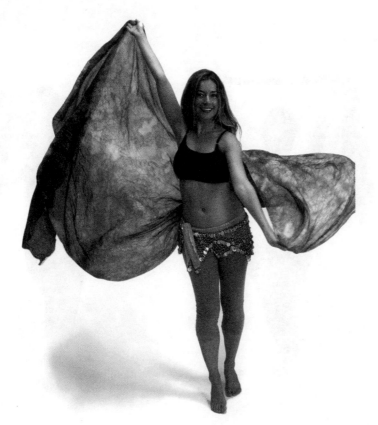

Incluso un simple caminar, haciendo revolotear el velo tras la bailarina, constituye una entrada espectacular.

Puedes añadir Rotaciones de hombros, aislando bien para mover solamente los hombros, y no los brazos o las manos.

Los Arabescos también son de gran efecto en las Entradas con velo.

Danza lenta con velo

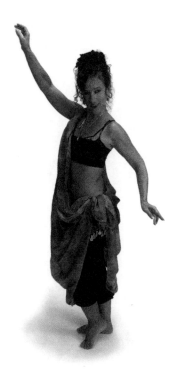

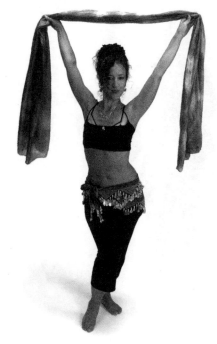

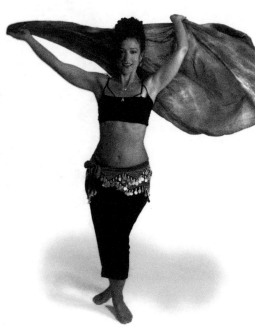

Empieza envuelta en el velo. En este caso, enrolla el velo como una toga sobre el hombro derecho, dejando la misma cantidad de tela por delante y por detrás. Con el pico de delante haz una "cola de caballo" que se remete en el lado izquierdo del pañuelo de cadera. Con el pico de la parte trasera haz lo mismo, quedando los dos picos en la cadera izquierda.

Cuando vayas a retirar el velo, saca primero con la mano derecha la "cola de caballo" del pico delantero. Luego, con la mano izquierda, saca el pico de atrás.

Éstos son algunos movimientos llenos de gracia:

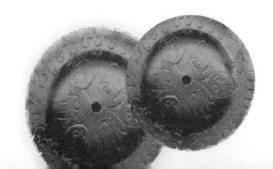

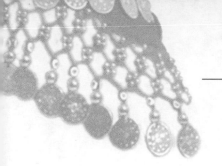

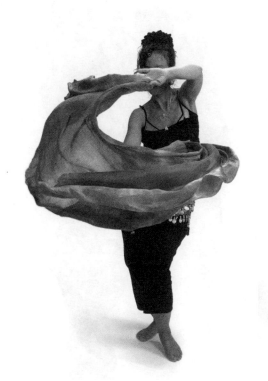
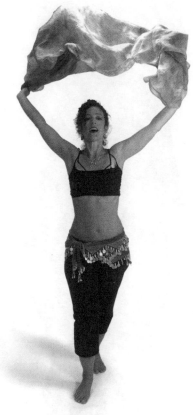
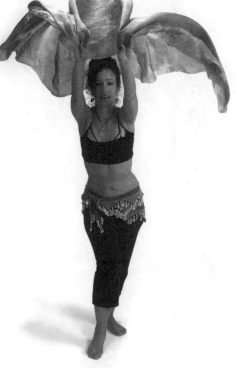

Vuelta de efecto espectacular. Retira el velo del cuello con las dos manos y levántalo por encima de la cabeza. Busca el borde del velo y deja que el resto se despliegue. Haz revolotear el velo sobre la cabeza, primero con un brazo y luego con el otro. El brazo derecho gira hacia el frente por encima de la cabeza. Luego, el brazo izquierdo describe un círculo hacia atrás y por encima de la cabeza. Mantén el velo a la altura del pecho, no por debajo.

Lanza el velo hacia atrás por encima de la cabeza. Junta las dos manos para levantarlo y sepáralas cuando esté arriba. Deja caer el velo por detrás. Échalo de atrás hacia delante, juntando de nuevo las manos por encima de la cabeza.

Dibuja un ocho con una mano, descendiendo hacia delante, subiendo y bajando por la espalda.

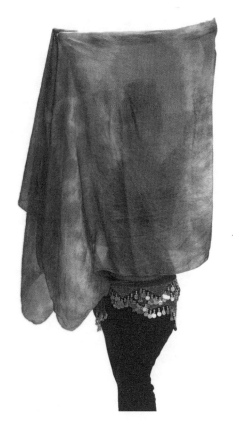

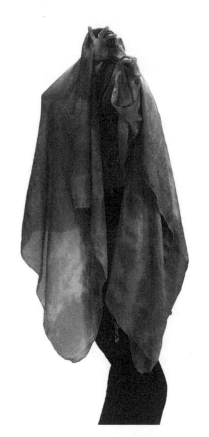

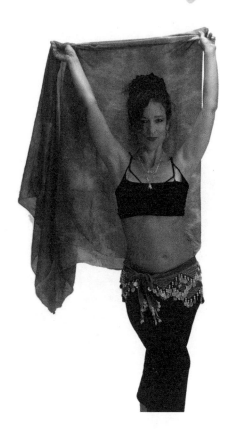

El Sobre es divertido y causa un gran efecto. Une los dos lados del velo, sujetándolos con la mano derecha y comprobando que queda una abertura por la que poder salir. Desliza la mano izquierda hasta el centro del velo y sujétalo. Ahora el cuerpo queda dentro del sobre.

Pasa la mano izquierda por debajo de la derecha sin soltar el velo. Abre los brazos y *¡voilá!*, sal del Sobre como por arte de magia.

Puedes volver a entrar en el Sobre llevando el velo hacia el frente y pasando el brazo izquierdo por la abertura, con cuidado de no soltar el velo. Ahora estás otra vez dentro.

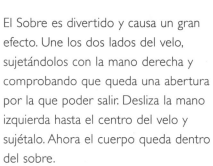

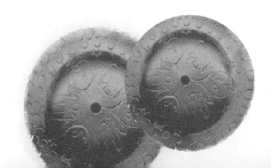

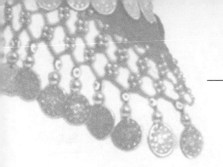

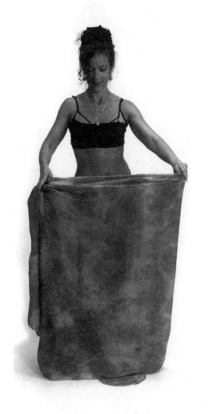

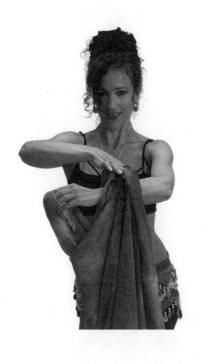

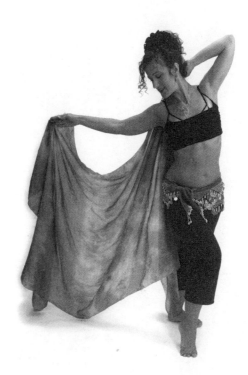

Con un velo puedes hacer muchas cosas, lo importante es ser creativa. Practica en casa con el velo en cuanto tengas oportunidad, no sólo necesariamente mientras realizas ejercicios de danza del vientre. Experimentando puedes hallar ideas propias.

Ejercicios de suelo

Ejercicios de suelo

Música lenta

Lo que las bailarinas del vientre llaman "ejercicios de suelo" son unos movimientos que ejecutan de rodillas o tumbadas en el suelo. Algunos dicen que se originaron con los bailes bajo las tiendas. En las actuaciones, se interpretan con música lenta, emotiva, en la última parte del espectáculo. Yo sugiero bailar en el suelo una sola vez para evitar repeticiones. En una de mis primeras actuaciones como alumna, me dejé caer al suelo en evoluciones de gran dramatismo cinco veces en 15 minutos. Un amable espectador árabe me explicó que menos es más y desde entonces aprecio el concepto oriental de comedimiento y sutileza.

La danza en el suelo está prohibida en Egipto desde la década de 1950, y en la actualidad solamente a las bailarinas más famosas les está permitido bailar unos instantes en el suelo. Se baila de una forma sugerente que puede traspasar la línea entre el buen y el mal gusto, ofendiendo el profundo sentimiento de pudor que anima al gobierno egipcio.

Unas ropas son más adecuadas que otras para los ejercicios de suelo. Las faldas ceñidas y los zapatos de tacón alto resultan incómodos. Las faldas cortas o los trajes con aberturas pueden enseñar al público más de lo que haya sido tu intención. Los trajes con mucha pedrería y cuentas a la altura de las rodillas pueden lastimar a la bailarina cuando se arrodille. Lo mejor para bailar en el suelo es una falda larga de vuelo o pantalones de harén. Ambas prendas permiten una gran libertad de movimientos. La danza en el suelo resulta más vistosa si se realiza portando un sable en la cabeza. (Huelga decir que los sables no son aptos para principiantes.)

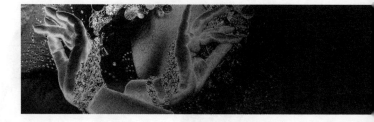

Unos ejercicios de suelo de buen gusto constituyen una nueva oportunidad de añadir más variedad a tu danza.

Ejercicios de suelo

Los ejercicios de suelo son ideales para fortalecer los músculos del muslo. Prueba a realizar ejercicios de suelo empezando con estos movimientos básicos ya aprendidos.

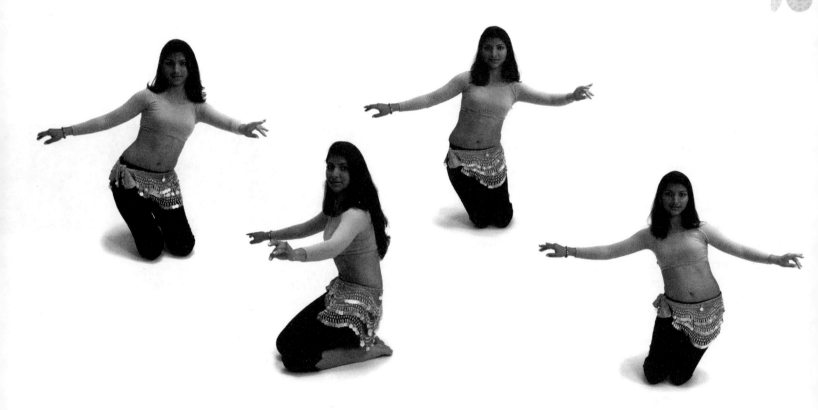

Ochos verticales, de rodillas.

Pequeños círculos de cadera ("vuelta africana"), de rodillas.

Ochos horizontales, de rodillas.

Círculos medianos de cadera, de posición sentada a erguida sobre las rodillas.

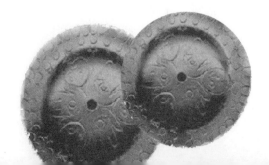

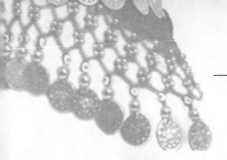

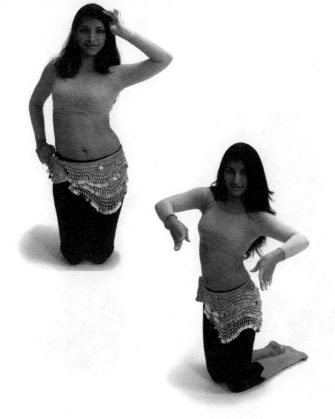

Círculos de pecho,
de rodillas.

Movimientos de brazos
y manos, de rodillas.

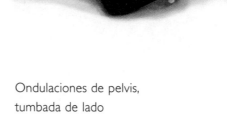

Ondulaciones de pelvis,
tumbada de lado
incorporándote sobre
una mano.

CONSEJO: Los ejercicios de suelo pueden
resultar exigentes para las rodillas, especialmente
si éstas son sensibles, por lo que es aconsejable
utilizar rodilleras.

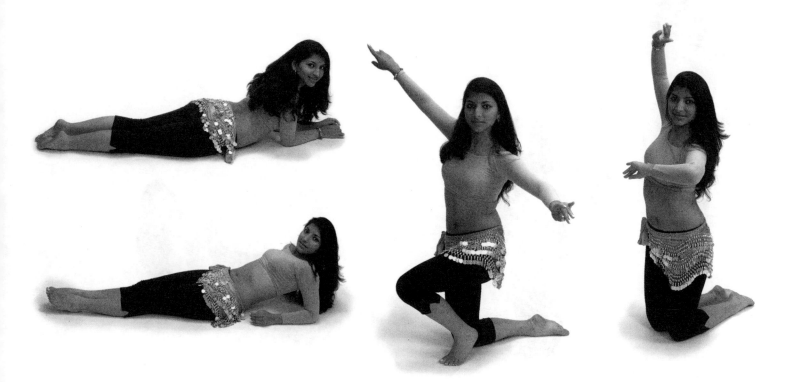

Rueda en el suelo e incorpórate primero sobre un codo y luego sobre el otro.

El Drop de cadera apoyada en una rodilla.

Camina de rodillas.

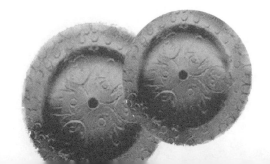

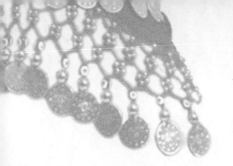

Cambrés hacia atrás

Los cambrés hacia atrás requieren desinhibirse y, quienes no se atrevan a hacerlas, pueden omitirlos. Los cambrés hacia atrás hacen trabajar el estómago, estiran los músculos de los muslos y de las ingles al tiempo que fortalecen la espalda. Son una parte bella de la Danza del Vientre pero requieren fuerza, flexibilidad y mucha práctica.

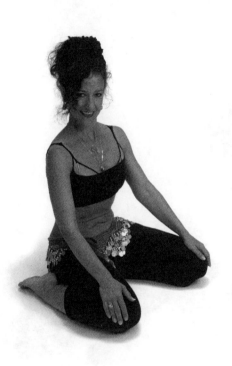

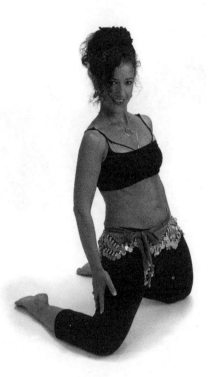

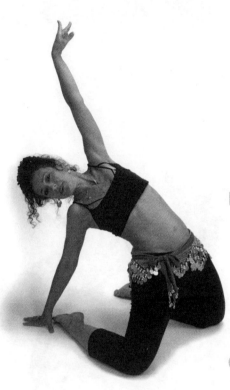

1 Empieza sentada en el suelo, con los glúteos entre los talones y las rodillas separadas.

2 Levanta despacio la pelvis. Súbela y bájala 10 veces para fortalecer los músculos de los muslos. En cada flexión, aumenta la inclinación hacia atrás.

3 Arquea la espalda y toca el suelo con una mano, sin bajar la pelvis.

ejercicios de suelo

133

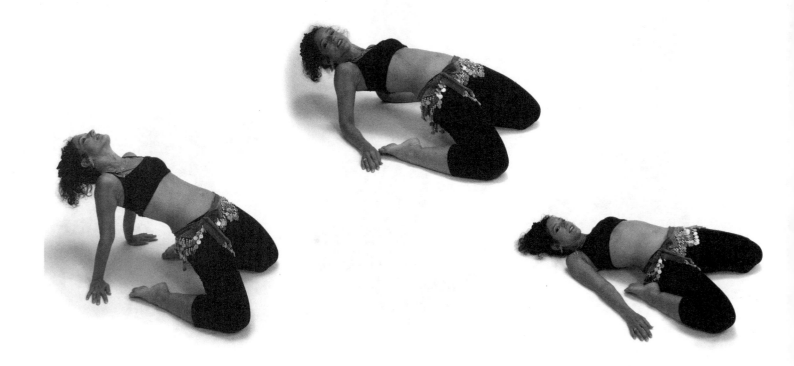

4 Cuando realices con comodidad este movimiento, trata de tocar el suelo con las dos manos, manteniendo la pelvis elevada.

5 Una vez que te resulte fácil tocar el suelo con ambas manos (al cabo de unos días), pasa despacio de tocarlo con las manos a tocarlo con los codos, manteniendo la pelvis elevada y la espalda arqueada.

6 Tras varias sesiones de prácticas, cuando realices el ejercicio con comodidad y seguridad, inclínate hasta tocar el suelo con los hombros (no con la cabeza primero), y luego deslízate hasta quedar con la parte alta del cuerpo apoyada en el suelo y con las caderas tocándolo. Esta postura es un estiramiento excelente, pero debes llegar a ella gradualmente y parar inmediatamente si sientes dolor en alguna parte del cuerpo.

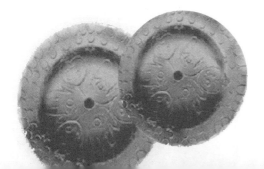

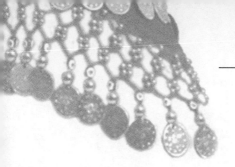

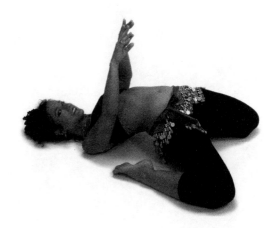

7 La culminación del ejercicio consiste en inclinarte hacia atrás sin manos. Si lo consigues, el reto definitivo es incorporarte del mismo modo. Deslizarte hacia arriba elevando primero la pelvis, luego la parte alta de la espalda, los hombros y, por último, la cabeza.

Existen otras formas de incorporarte más fáciles que resultan igualmente espectaculares. Rueda desde la postura de inclinación hacia atrás hasta quedar tumbada de lado, incorporada sobre un codo. O deslízate para pasar de estar tumbada de espaldas a quedarte sobre un lado y luego boca abajo y levantarte.

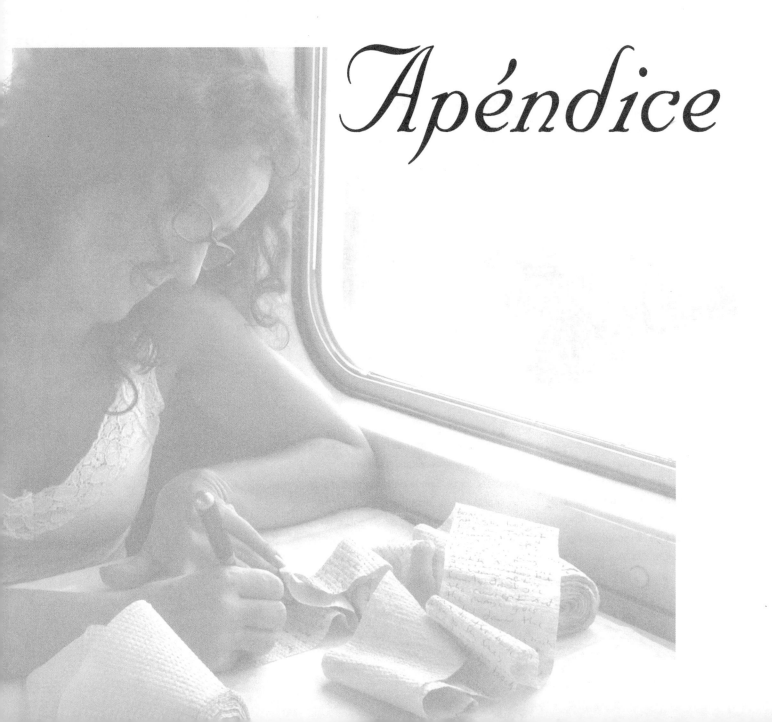

Apéndice

¿Qué hay detrás de un nombre?

Las bailarinas del vientre suelen adoptar nombres de Oriente Medio. Todas son libres de hacerlo. Si practicas la danza solamente por hacer ejercicio puede parecer un poco exagerado pero… cada una puede encontrar algo de sí misma en uno de los nombres que se ofrecen a continuación. Para hallar muchas más ideas, consulta la web "Arabic names" o "belly dance names".

Casi todos los términos de la Danza del Vientre son de origen árabe, aunque también son frecuentes los de origen turco, persa o indio. Algunas bailarinas modifican sus nombres para darles un aire exótico. También se puede conservar el nombre y añadirle un apellido de reminiscencias exóticas. A la hora de elegir un nombre, deben tenerse en cuenta varias cuestiones:

- ¿Qué significa en árabe? Puede sonar delicioso en un idioma, pero significar algo absolutamente ridículo en otro.
- ¿Existe otra bailarina con ese nombre? Algunos nombres son tan bonitos que los han adoptado varias bailarinas profesionales, pero, para evitar confusiones, solamente puede haber una con ese nombre en cada área geográfica.
- Para las que tengan inclinaciones metafísicas puedes averiguar qué número corresponde al nombre elegido y preguntar a un experto en numerología si el nombre le va a deparar suerte.

Ésta es una breve lista de los nombres más populares y de su significado; si no se indica lo contrario, son de origen árabe.

Aasal ~ Miel
Aisha ~ Esposa de Mahoma
Amar ~ Luna
Amina ~ Leal y fiel
Amira ~ Princesa
Atira ~ Experta en perfumes
Aziza ~ Preciosa
Azza ~ Fuerte, brillante

Besma ~ Sonrisa
Badawia ~ Beduina
Dalal ~ Mimada (en sentido cariñoso)
Delilah ~ Dalila (de "Sansón y Dalila")
Dunia ~ el Mundo
Electra (griego) ~ Resplandeciente
Esma (turco) ~ Morena
Feiruz ~ Turquesa
Farida ~ Única, preciosa
Fatisma ~ Fátima, esposa de Alí
Ghazala (persa) ~ Gacela
Habibah ~ Amada
Jalilah ~ Grande
Jamila ~ Hermosa
Jawahir ~ Joyas
Johari ~ Joya
Kadife (turco) ~ Terciopelo
Kamila ~ Perfecta, completa
Karima ~ Generosa
Khalida ~ Immortal
Latifa ~ Bondadosa
Leila o Laila ~ Noche
Naima ~ Bendición, felicidad
Najla ~ Ojos grandes
Najma ~ Estrella
Nazirah ~ Líder, vanguardia
Nura o Noor ~ Luz
Rashida ~ Inteligente
Sabah ~ Mañana
Salomé ~ La princesa bíblica que sedujo a su padrastro pidiéndole a cambio la cabeza de Juan el Bautista (ver la ópera antes de adoptar este nombre)
Samia ~ Noble
Samira ~ Que narra cuentos por la noche
Samra ~ Oscura
Shakira ~ Agradecida, contenta
Shahrazad (persa) o Sheherazade ~ La princesa que hilvanó cuentos para salvar su vida en *Las Mil y una noches*
Tajah ~ Corona
Yasmin ~ Jazmín

Fuentes

Clases

Además de seguir este libro, es importante asistir a clases, si es posible. Este libro constituye una valiosa ayuda, lo mismo que los vídeos de enseñanza, y es una buena guía paso a paso para practicar a diario en casa entre clase y clase. También los ejercicios de este libro sirven para mantenerse en forma tras una serie de clases de introducción. Pero ni este libro ni un vídeo pueden ofrecer las correcciones y los estímulos que aporta una buena profesora.

Hay que preguntar en el entorno, buscar en las Páginas amarillas o en Internet un estudio o una escuela especializada en danzas orientales. En muchas ciudades hay profesoras de Danza del Vientre, aunque no siempre se anuncian y no son fáciles de encontrar. Algunas publicaciones sobre Danza del Vientre, que se distribuyen mediante suscripción, incluyen direcciones de profesoras de Danza del Vientre en diversos países (ver más detalles en páginas siguientes).

Una vez se haya completado un curso para principiantes, es conveniente no limitarse a un solo profesor (o profesora) para no convertirse en un calco de su estilo. Cuando se haya aprendido lo básico, hay que explorar y tratar de aprender lo máximo posible de los mejores profesores de la ciudad. Siempre se debe confiar y respetar al primer maestro y a aquellos de los que se haya aprendido, y agradecerles su apoyo y sus ánimos.

Aprender el máximo del mayor número posible de maestros y practicar, practicar y practicar. Así es como se adquiere un estilo propio.

Vídeos de enseñanza

Tarde o temprano es posible que se adquiera algún vídeo o DVD sobre danzas del vientre para poder contemplar las evoluciones de una bailarina profesional al tiempo que se practica delante de un espejo de cuerpo entero. Existen muchos en el mercado; en el libro *All About Belly Dance Video Sourcebook* (véase "Vídeos y DVD", página siguiente) aparece una lista completa. Un buen vídeo para empezar es *Picture Yourself Bellydancing,* de una servidora, Tamalyn Dallal. Repasa los ejercicios básicos y enseña a incorporarlos a la rutina diaria.

Afortunadamente, estos CD, vídeos y DVD resultan ahora más fáciles de adquirir. Si se tiene cerca una tienda de libros y discos con una sección de música del mundo, seguramente se encuentra lo que se desea. Si no, se pueden comprar a través de Internet (ver direcciones web en las páginas siguientes).

Libros

Serpent of the Nile: Women and Dance in the Arab World de Wendy Buonaventura e Ibrahim Farrah
Interlink Publishing Group, 1998
(Imprescindible en la biblioteca de cualquier bailarina oriental)

They Told Me I Couldn't de Tamalyn Dallal
Talion Publishing, 1997
www.talion.com
(Aventuras de una bailarina oriental en Colombia)

Belly Laughs de Rod Long
Talion Publishing, 1999
(Aventuras de una bailarina oriental con celebridades
y otros personajes extraordinarios)

*Grandmother's Secrets: The Ancient Rituals and Healing Power
of Belly Dancing* de Rosina-Fawzia B. Al-Rawi
Interlink Publishing Group, 2000
(Historias de bailarinas y relatos de la adolescencia de la
autora en el mundo árabe)

Publicaciones comerciales

Habibi
PO Box 42018
Eugene, OR 97404
www.habibimagazine.com

Jareeda
PO Box 680
Sutherlin, OR 97479
www.jareeda.com
jareeda@jareeda.com

Bennu
PO Box 20663
Park West Station
New York, NY 10025
www.bellydanceny.com/bennu.html
bennu@aol.com

Caravan
6130 Brook Lane
Acworth, GA 30102
www.caravanmagazine.net
caravan@intergate.net

Zaghareet!
PO Box 1809
Elizabeth City, NC 27906
www.zaghareet.com

Vídeos y DVD

All About Belly Dance Video Sourcebook
Donna Carlton, Editor
International Dance Discovery
PO Box 893
Bloomington, IN 47402-0893

Ramzy Music International
11693 San Vicente Boulevard #112B
Los Angeles, CA 90049
(818) 952-6143
www.jannermedia.net

Mid-Eastern Dance Exchange
350 Lincoln Road #505
Miami Beach, FL 33139
(305) 538-1608
www.emerald-dreams.com

Vídeos didácticos de Tamalyn Dallal:
Picture Yourself Bellydancing (principiantes)
Serious Bellydance (iniciadas y expertas)
También disponibles varios vídeos de actuaciones de
Tamalyn Dallal, su compañía de danza y artistas invitadas.

Bellydance Superstars
www.bellydancesuperstars.com
DVDs didácticos y de actuaciones

Otros proveedores

Saroyan Mastercrafts
PO Box 2056
Riverside, CA 92516
(909) 783-2050
www.saroyanzils.com
(Platillos, sables, música)

Mideast Manufacturing
7694 Progress Circle
West Melbourne, FL 32904
(407) 724-1477
(Tambores y otros instrumentos musicales
de Oriente Medio)

Audrena's International Bazaar
PO Box 26
Chicago Ridge, IL 60415
800-327-3406
www.audrena.com
(Vestuario, accesorios, música)

Dahlal International
800-745-6432
www.dahlal.com
(Vestuario, accesorios, música, vídeos)

Turquoise International
22830 Califa Street
Woodland Hills, CA 91367
818-999-5542 or 800-548-9422
(Vestuario, velos, accesorios, platillos, música, vídeos)

Direcciones de Internet

www.aladdinscave.uk.com (Vestuario, accesorios, música)
www.beledy.net (listados de Florida)
www.bhuz.com (listados de Estados Unidos)
www.zaghareet.com (Listados de todo el mundo)
www.gildedserpent.com
www.ameltafsout.com (Historia)
www.emerald-dreams.com (Dirección para Intercambio
    de Danza Oriental)
www.tamalyndallal.com (Mi página web)

Festivales de Danza del Vientre

Rakkasah (sponsored by Shukriya)
1564-A Fitzgerald Drive, Suite 124
Pinole, CA 94564
(510) 724-0214
www.rakkasah.com
(Uno de los más grandes festivales de danza del vientre;
dura nueve días y se celebra a mediados de marzo, con una
versión reducida en Nueva Jersey en octubre)

Utah Annual Bellydance Festival
sponsored by Yasmina and Jason Roque
PO Box 52027
Salt Lake City, UT 84125
(801) 486-7780
www.kismetdance.com
(Agosto)

Music and Dance Camp
3244 Overland Avenue #1
Los Angeles, CA 90034
(310) 838-5471
www.middleeastcamp.com
joshkun@middleeastcamp.com
(Mendocino, California, en agosto)

Ahlan Wa Hassan
Mme. Raqia Hassan
raqiahassan@hotmail.com or raqia_festival@msn.com
www.raqiahassan.net
(El Cairo, Egipto, en junio/julio)

Índice alfabético

La autora

TAMALYN DALLAL, (nacida Tamalyn Harris en las montañas de Colorado) empezó a practicar la Danza del Vientre en 1976 siendo adolescente. En 1990 fundó el Mid Eastern Dance Exchange, organización artística sin ánimo de lucro ubicada en Miami Beach, Florida, donde trabaja desde entonces como profesora, bailarina, coreógrafa y productora de muchos espectáculos de danza importantes, incluido el festival Oriental anual.

Tamalyn era una de las «Bellydance Superstars» originales del CD y DVD de Ark 21 Records. Fue elegida Miss América de la Danza del Vientre y Miss Mundo de la Danza del Vientre en 1995. Ha bailado ante personalidades y dignatarios como Robert de Niro, Madonna, James Brown, los Jackson, Sean Connery, el rey Abdalá de Jordania, la familia real saudí y el presidente de El Salvador Francisco Flores. Ha bailado en el desfile de Orange Bowl, coreografiado y actuado en la representación del tiempo de descanso de la Super Bowl, y ha producido la serie de televisión *Belly Dance* para la PBS. En el ejercicio de su profesión ha recorrido más de 30 países. En 2004 dejó la dirección del Mid Eastern Dance Exchange para dedicar más tiempo a viajar impartiendo talleres, a realizar investigaciones en la danza y a actuar.

La fotógrafa

DENISE J. MARINO, nacida en Brooklyn, Nueva York, creció en Latinoamérica y tuvo ocasión de conocer desde temprana edad muchas culturas diferentes. Empezó a captar con su cámara imágenes llenas de color, en todo el mundo. Su colección de fotografías incluye documentos de actos sociales, de representaciones teatrales, retratos e imágenes artísticas. Ha obtenido numerosos premios y sus obras se han publicado en distintas revistas, como *Geomundo* y *Donde*. Con la llegada de la fotografía digital, sus dos primeras experiencias se desarrollaron en Japón y en Cuba. Actualmente dedica su talento a una de las manifestaciones artísticas más sensuales y vibrantes: la danza del vientre. Su entusiasmo por este arte la ha llevado a practicar la danza y a comprobar que cada parte del cuerpo humano es en sí una obra de arte.